남창규 **박사**가 쓴
인체파동원리

남 창 규

약력

현 충북 제천 남창규한의원 대표원장

전 인체파동원리 학회장

전 세명대 한의과대학 교수

전 세명대 부속한방병원 의무부원장

학력

부산 사직고등학교 졸업

동국대학교 한의대 졸업

대전대 부속한방병원 한방내과 전문의 수료

대전대 대학원 한의학 석사 학위 취득(한방내과학 전공)

원광대 대학원 한의학 박사 학위 취득(한방내과학 전공)

경력

2003년 경향신문 선정 전국 주요 한방병원 '중풍명의'

2003년 경향신문 선정 전국 주요 한방병원 '고혈압명의'

2006년 도하 아시안게임 사이클대표팀 닥터

2006년 대한사이클연맹 공로상 수상

2008년 뉴스웨이신문사&스포츠한국 선정 '올해의 숨은 명장'

KBS, SBS(CJB) TV · 라디오 방송 출연 및 일간스포츠 등 신문 · 잡지 칼럼 기고

익산시민대학, 강원도소방학교, 현대중공업노조, 한국담배인삼공사노조, 한국전자공업협동조합, 농협충북본부 등 지자체, 기업체 및 일반인 대상 건강강좌 250여 회 강연

남창규 박사가 쓴

인체
파동
원리

치 료 편

- 남창규 지음 -

좋은땅

근거중심의학에 입각한
객관적인 임상 연구를 기대하며

가설을 설정하고 실험을 통해 증명한 후 실제에 적용하는 서양의학과 달리, 한의학은 반복된 경험을 통하여 근거를 쌓은 후 그 이론을 정립한다. 인체에 적용하기에 앞서 자연 현상의 규칙성을 발견하고 직관적인 통찰을 통하여 생명 현상의 이치를 해석한 후 사람에게 적용한다.

이때 관찰자는 격물치지(格物致知)의 자세를 견지한다. 나무 한 그루, 풀 한 포기 속에 숨어 있는 탄생과 성장 그리고 사멸의 법칙을 관찰하여 생존을 위한 전략의 의미를 풀어내는 것이다.

여기 격물치지의 자세로 파동원리만 궁구(窮究)한 한의사가 있으니, 남창규 박사다. 그는 학창 시절부터 전국의 산야를 여행하며 세상 공부를 하면서 스스로 성찰하였다. 또한 좀 더 자연과 하나됨을 느끼기 위해 야영까지 하면서 공부하였다. 이렇게 자연과 더불어 살면서 자연 관찰을 통하여 인체에 대비한 후 그 원리를 터득하고 오랜 임상을 통하여 이론적인 틀을 정립하기 위해 노력한 사람이다.

그가 인체파동원리 창안자 박종부 선생을 만나 파동원리의 대가가 된 것은 어쩌면 당연하다고 볼 수 있다.

한의학은 밸런스(balance) 의학이다. 인체가 어떤 원인으로 인하여 균형이 무너졌을 때 그 대가(代價)로 받는 것이 질병이다. 이때 무너진 균형 상태에서 균형을 이루기 위해 형성된 힘의 원리를 이용하여 치료하는 것이 파동원리이다.
어긋난 시소의 균형을 잡는 방법은 반대편에 무게를 더해 균형을 맞추는 것이다. 이를테면 점과 흉터, 상처 그리고 이목구비(耳目口鼻)와 몸통의 균형 여부이다. 여기에서 불균형의 모순점들을 관찰하여 진단한 후 그곳에 침이나 지압, 충격 등 물리적 자극을 가해 힘의 균형을 맞춰 건강을 찾아가게 한다.

인체파동원리는 대중에게는 생소하고 새로운 영역일 수 있으나, 질병을 인체의 균형이 무너졌을 때 나타나는 현상으로 관찰하여 파동원리의 관점에서 해석하고, 반복적인 임상 경험을 통해 이론으로 정립한 원리라고 할 수 있다.
이 책을 통해서 파동원리를 이해하고, 그에 상응하는 치료와 일상생활에서 스스로 균형을 맞추기 위해 노력한다면 인체에 내재된 자연 치유력을 극대화하여 건강을 회복할 수 있을 것이다.

앞으로 인체파동원리에 대하여 근거중심의학에 입각한 객관적인 임상 연구가 지속적으로 이루어져 인류의 건강에 이바지할 수 있기를 기대한다.

전 대한중풍학회 회장

전 대한한방내과학회 회장

전 전국심계내과교수협의회 회장

전 원광대학교 익산한방병원장

현 원광대학교 한의과대학 교수 한의학 박사 **문병순**

누구나 접할 수 있는
인체파동원리의 가정한의보감

얼마 전에 남창규 박사로부터 전화가 왔다.

"선생님! 제가 이번에 한의학에 관련하여 새로운 책을 한 권 펴내려고 하니 초고를 한번 살펴봐 주셨으면 좋겠습니다. 부탁드리겠습니다."

나는 난데없이 깜짝스러운 부탁에 조금 당황하여 "한의학에 문외한(門外漢)인 내가 그런 일이 가능한가?" 하며 고사하였으나 "제가 펴내려는 책은 한의학을 전공한 사람이나 일반인 누구라도 쉽게 알 수 있도록 쓰려고 노력하였으니 선생님께서 일반인이라는 측면에서 먼저 한번 살펴봐 주십시오." 하며 간곡한지라 엉겁결에 어쩔 수 없이 응하고 말았다.

남 박사는 나와 각별한 사이이다. 초등학교 6학년 때 내가 가르친 제자였다. 그것도 무척 아끼는 제자였다. 개신교회 목사님이신 부친의 훈육으로 어릴 때부터 신앙심이 깊고 남

달리 영특하였으며 매사에 신중하면서도 진취적인 모범생이었다. 그런 인연은 초등학교를 졸업한 후, 중·고등학교를 거쳐 대학을 졸업한 후에도 지속적으로 내왕하며 격의 없이 지내다 보니 자신의 신상 문제까지 논의할 수 있는 사제지간이 되었다. 요즘처럼 각박한 세상에 이런 정리(情理)가 이토록 오래 지속할 수 있다는 것만으로도 나로서는 과분하고 그저 고마울 뿐이었다.

초고를 받아들고 며칠을 씨름하였다. 처음에는 한의학의 전문 용어나 기술 방법에 다소 저항이 있지 않을까 우려하였으나 차츰 시간이 지남에 따라 그런 생각은 기우(杞憂)였다. 물론 처음 접하는 '인체파동원리'가 다소 생소하긴 해도 차츰 깊이를 더해 가면서 나도 모르게 빠져들어 갔다.

남창규 박사가 쓴 이 책에는 세 개의 키워드(keyword)가 있다고 하겠다. 하나는 '인체파동원리'이며, 다른 하나는 '뇌의 오작동원리', 나머지 하나는 '파동지압법'이다. 이 세 가지가 바로 이 책의 요체라고 이해되었다.

'인체파동원리'는 우리 몸은 에너지(힘)의 전달과 분산을 통해 균형을 이루는 것(에너지 균형원리)을 눈으로 볼 수 없고, 설명할 수도 없어 물방울이 퍼져 가는 파동으로 체계적이고 이론적으로 정립한 것이다.

'뇌의 오작동원리'는 우리 뇌의 시스템이 아픈 곳으로 치료물질을 너무 지나치게 많이 보내 교통 체증처럼 순환이 안 되는 몸을 만들고 여기에 치료 과정 중 생기는 노폐물까지 빠져나가지 못하게 만들어 몸이 더 힘들어진다는 뜻으로 정의한 것 같았다.

바꾸어 말하면 '뇌의 오작동원리'는 너무 많은 힘(에너지)을 써서 너무 빨리 해결하려고 하기 때문에 일어나는 불합리한 현상을 말하며, 이는 우리 몸이 뇌의 오작동으로 힘들어진 것을 역(逆)으로, 마치 막혀 있는 도로에서 차를 다른 곳으로 빼내어 원활히 순환시키듯이 치료한 것으로, 아픈 부위를 다른 곳으로 적당히 분산시켜 보내면서 아픈 곳이 스스로 치유될 수 있는 체계를 만들어 주는 것이라고 이해되었다.

나머지 하나인 '파동지압법'은 인체파동원리와 뇌의 오작동원리의 치료법인 동시에 인간의 각종 증상에 따른 지압치료법으로 우리들이 가정에서 충분히 활용할 수 있도록 그림과 함께 상세한 설명으로 안내하고 있어 한의(韓醫)에 대한 전문적인 소양이 없는 일반인들도 쉽게 활용할 수 있도록 집필하였다.

이런 원리와 방법의 체계화를 이룬 남 박사는 환자의 진맥 없이 얼굴 모습이나 몸에서 일어나는 증상, 곧 점이나 반점·상처·흉터·긁힌 자국 등을 보고 환자의 상태를 알 수 있었고, 이에 치료 또한 탁월하여 전국적으로 명의로 소문이 파다하였던 것이었다.

그러나 남 박사가 여기까지 오기까지는 많은 고난과 갈등에 시달렸다. 처음 인체파동원리를 입문하면서 한의사로서의 학문적 가치의 훼손과 한의과대학 교수로서의 체신과 갈등을 겪으면서 이제는 이 분야에 개척자라는 금자탑을 쌓았으니 과히 초인적이었다.
어릴 때부터 남 박사는 남달리 도전 정신과 개척의 의지가 잠재되어 있었던 것을 안 나로서는 그의 그 점을 높이 사고 싶었다. 과연 남창규 박사로구나. 그래서 내가 사랑하는 제자인 남창규 박사에게 거듭 큰 성원과 격려의 박수를 보내고자 한다.

짧은 나의 의학 상식으로 전문 한의서를 이렇게 이해할 수 있도록 쉽게 집필한 남 박사가 나의 제자이지만 한없이 장하고 존경스럽다. 기회가 된다면 일반인들도 한번 필독한다면 한의학에 대한 새로운 패러다임이 형성될 '가정한의보감(家庭韓醫寶鑑)'이라 감히 얘기하고 싶다.

남창규 박사의 옛 담임
전 김천교육청 교육장
전 경상북도교육청 장학관 **전보규**

제9장 인체파동원리로 본 경락(경혈)

제10장 증상(질환)에 따른 간편 지압법

일러두기

1. 독자들의 이해를 돕기 위해 원리편과 치료편으로 나눴다.
2. 한의대생이나 한의사들의 이해를 돕기 위한 목적으로 혈자리(경혈)를 적었다. 혈자리와 관련해서는 일반인 독자분들은 무시하고 넘어가도 좋을 듯싶다.
3. 끝마디: 손(발)가락에서 말단 부위, 곧 가장 끝에 위치한 마디를 말한다.
4. 중간마디: 손(발)가락에서 끝마디와 뿌리마디의 중간에 위치한 마디를 말한다.
5. 뿌리마디: 손(발)가락 끝에서부터 시작해 끝마디, 중간마디, 뿌리마디 순으로 이어지는 마디다.
6. 끝마디뼈: 손(발)가락 끝과 끝마디 사이를 말할 때.
7. 중간마디뼈: 손(발)가락에서 끝마디와 중간마디 사이를 말할 때.
8. 뿌리마디뼈: 손(발)가락에서 중간마디와 뿌리마디 사이를 말할 때.
9. 이 책에 나오는 인체파동원리 파동자리는 박종부 선생의 허락을 받고 올린 것으로 무단 복제 및 전재를 일체 금합니다.

제7장

인체파동원리의 치료

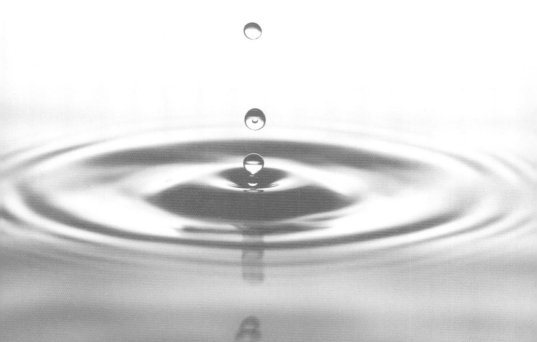

중풍

뇌와 균형을 이루는 척추를 다스려라

중풍은 뇌혈관이 막히거나(뇌경색) 터져서(뇌출혈) 뇌혈관의 손상으로 뇌신경세포가 파괴되어 그곳이 담당하는 팔다리가 마비되는 병이다. 인체파동원리에서는 혈관이 막혔느냐, 터졌느냐는 중요하지 않다.

이쪽 끝과 균형을 이루는 곳은 시소의 반대편 끝이기 때문에 마비된 팔다리를 회복시키면 뇌의 긴장을 푸는 효과를 낸다.

한의학에서 응급 처치로 손끝이나 발끝을 따 주라고 하는 것도 이런 원리와 무관하지 않다.

인체파동원리에서 '돌출된 것은 모두 머리'이다. 코끝 · 손끝 · 발끝도 머리이고, 귓불 · 귀두 · 유두 · 혀끝도 머리이다. 어깨 · 팔꿈치 · 무릎도 머리에 해당한다. 머리의 제2통증(허상의 통증)자리이다.

이곳에 일차적으로 지압을 하거나 침을 놓으면 병의 악화를 막고, 빠른 회복을 기대할 수 있다.

손끝이나 발끝을 따서 피를 내면 위험하다는 주장이 있다. 피를 내면 혈압이 더 올라 출혈을 조장한다는 얘기다. 전혀 그렇지 않다. 그런 식이라면 병원에서 혈액 검사를 위해 피를 뽑거나, 링거 주사를 맞으면 안 된다는 얘기와 같다. 우리 몸은 그렇게 허술하지 않다.

단지 손끝이나 발끝을 따는 정도의 충격에 혈압이 들쑥날쑥하지 않는다. 굳이 피를 내지 않아도 된다. 바늘이 없으면 손가락으로 지압만 해도 같은 효과를 낸다.

안마할 때 허벅지나 위팔을 주로 마사지하는 것은 인체파동 원리로 보면 이해가 된다. 허벅지와 위팔은 뇌(목)와 힘의 균형을 이루는 제2통증(대응)자리다. 당연히 그곳에 지압을 하면 뇌(목)의 긴장과 압박을 풀어 주므로 중풍에 효과가 있다. 또한 허벅지 자체를 풀어 주는 것만으로도 다리의 혈액 흐름을 좋게 한다. 마찬가지로 상완(팔꿈치 윗부분)을 지압해도 팔의 흐름이 좋아진다.

중풍으로 한쪽 팔다리를 못 쓰게 되었을 때 응급으로 치료할 수 있는 자리이다. 왼팔을 못 쓸 경우 오른손(발) 둘째손(발)가락 뿌리마디를 지압하거나 침을 꽂으면 마비된 팔을 들 수 있다. 오른팔을 못 쓸 경우에는 반대편 둘째손(발)가락 뿌리마디이다.

발병하자마자 바로 할수록 효과는 더 좋다. 반대편 팔꿈치 곡지혈[1] 부위나 반대편 무릎 족삼리혈 근처를 치료점으로 삼아도 똑같은 효과를 낸다. 같은 편 팔꿈치나 무릎에서 안쪽 부위를 지압해도 좋다. 오십견 치료자리와 같다.

다리가 힘이 없을 경우에는 반대편 손목이나 발목 뼈 주위를 위아래로 지압하거나 침을 꽂으면 된다. 잘 모르면 만져서 제일 아픈 곳이다. 허리 통증, 발목 통증, 손목 통증의 치료자리와 같다. 아울러 반대편 합곡이나 태충에서 엄지 쪽으로 치우쳐 지압하면 좋다.

이상은 중풍 예방이나 발병 초기에 응급 조치로 할 수 있는 지압자리를 설명했다.

뇌는 우리 몸을 지배하는 콘트롤 타워(control tower)다. 한 번 손상되면 회복이 쉽지 않다. 시간이 갈수록 굳어지고 치

---

1)   180쪽 그림 9-3 참조. 이하 다른 혈자리도 똑같이 참조하면 된다.

료도 어렵다. 뇌와 척추를 모두 다스려야 가능한 일이다.

뇌와 척추의 파동(대응)자리를 참조해 꾸준히 치료해야 한다.

그렇기 때문에 다른 질환보다 침의 개수가 많아질 수밖에 없고 치료 기간도 오래 걸린다.

구안와사

무너진 장기 척추 균형 회복시키면 입 돌아와

구안와사는 입이나 눈이 돌아가는 병이다. 중추성 마비와 말초성 마비로 나눈다. 중추성 마비는 뇌질환으로 생기는 것으로 한쪽 팔다리가 마비되고 언어 장애, 삼킴 곤란 등과 같은 신체 장애를 동반한다. 말초성 마비가 우리가 흔히 아는 구안와사다.

안면신경이 손상되고 근육이 마비돼 한쪽으로 얼굴이 쏠린다. 근육이 마비되면 좌우 균형이 깨져 마비가 안 된 쪽으로 돌아간다. 입만 돌아가는 게 아니라 눈도 안 감기고 이마의 주름도 안 잡힌다.
마비된 쪽의 귀 뒤가 굉장히 아프다. 마비된 얼굴의 이마에 주름이 없고 입이 반대편으로 돌아가며 두통을 호소하면 말초성 구안와사로 생각할 수 있다. 음식을 씹을 때 음식이 입 안에 끼거나 침을 자주 흘린다. 눈이 안 감겨 결막염, 각막염에 걸리기 쉽다.

감기 기운이 있거나 찬바람을 쐬었을 때, 과로나 과음, 자세를 바르게 하지 않고 춥게 잤을 때 귀 뒷부분이 아프면서 입이 돌아간다. 원인은 명확하게 알려져 있지 않으나 바이러스 감염이나 외상, 종양 등으로 인한 신경 손상으로 추정한다. 하지만 인체파동원리는 단순한 신경 손상이 아니라고 본다. 병은 올 만하니까 온다는 것이다.

구안와사는 장부의 병이 밖으로 발현된 것이다. 오래 전부터 눈에 해당하는 심장과 간ㆍ위장ㆍ뇌ㆍ목, 입에 해당하는 생식기와 장ㆍ허리, 이마에 해당하는 폐와 소장ㆍ대장ㆍ허리 등의 장기들이 약해진 탓이다.

장기들의 기능 저하를 점이나 흉터ㆍ상처로 알려 주었지만 이를 무시해서 온다. 제대로 치료하지 않으면 또다시 재발하거나 오십견ㆍ중풍ㆍ목디스크ㆍ허리디스크ㆍ자궁질환ㆍ폐암ㆍ간암ㆍ부정맥ㆍ대장암이 올 수도 있다.

인체파동원리에서는 눈ㆍ입ㆍ볼ㆍ이마의 주름과 힘(에너지)의 균형을 이루는 내부 장기인 심장ㆍ간ㆍ위장ㆍ폐ㆍ장ㆍ허리ㆍ경추ㆍ뇌의 긴장과 압박을 풀어 준다. 어긋난 힘(에너지)의 균형을 회복시키면 틀어진 입과 눈꺼풀이 제자리로 돌아온다.

원인을 알고 치료를 하기 때문에 아무리 오래 지속됐던 증상도 치료가 가능하다. 다른 부위에 비해 눈의 회복이 더딘 사람은 심장과 간의 기능이 떨어져 있기 때문에 소심하고 겁이 많아 잘 놀라고 짜증을 잘 낸다. 소화도 안 되고 명치도 답답하다. 눈썹은 다리의 파동자리이므로 허리, 무릎, 발목 관절의 질병이 있을 수 있다.

생식기와 장에 해당하는 입이 더디게 회복되는 사람은 자궁·방광·전립선·치질 등 생식기(항문)질환과 장이 약하다.

폐·장·허리와 힘(에너지)의 균형을 이루는 곳인 이마의 주름이 빨리 안 풀리는 사람은 원래 기관지가 약하고, 장이나 허리가 좋지 않다. 이마의 일자(一字) 주름이 특징인 고 노무현 전 대통령도 인체파동원리로 보면 폐·장·허리가 약하다.

손발 저림

저린 손끝은 발끝·손목·목을 다스려야 치유

손발 저림은 혈액 순환에 문제가 있거나, 디스크나 수근관 증후군(손목터널증후군)처럼 신경이 압박을 받을 때 찾아온다. 당뇨병 같은 내장질환이 있어도 생긴다. 인체파동원리에 따르면 손발의 문제는 척추에 있다고 본다. 손발 근육이나 신경의 출발점이 목과 허리라고 보기 때문이다.

힘(에너지)의 균형을 이루는 시소의 반대편을 조절해 치료한다.

시소의 한쪽이 손끝이라면 반대쪽은 몸을 어떻게 나누느냐에 따라 달라진다.

몸 전체를 하나로 보면 손끝의 반대는 발끝이다. 손끝과 발끝은 같은 자리다. 상하 균형을 이루기 때문이다.
손을 하나의 몸으로 보면 손가락 끝과 균형을 이루는 시소의 반대편 끝은 (허리에 해당하는) 손목이고, 팔을 하나의 몸으로 보면 손가락 끝과 균형을 이루는 시소의 반대편 끝은 목(경추)이다. 곧 손가락 끝과 균형을 이루는 자리는 발가락 끝·손목·목이다. 발도 마찬가지다. 손끝·발목·허리가 시소의 반대편에 해당한다.

예를 들어 왼손 손가락 끝(다섯 손가락 중에 하나 또는 모든 손가락)이 저리면 우선 오른손이라는 한 몸에서, 왼 손가락에 해당하는 오른손 둘째손가락 끝을 따 줘도 좋지만, 왼쪽 손목에 해당하는 오른손 둘째손가락 끝마디를 지압하고, 그래도 낫지 않으면 오른손 둘째손가락 손허리뼈와 셋째손가락 손허리뼈가 만나는 지점을 지압한다. 손등 쪽은 왼쪽 경추 7번에 해당하고, 손바닥에서 이곳은 심장자리다. 이곳도 다스린다.

오른손가락 끝이 저린 경우에는 마찬가지로 왼손에서 오른손가락에 해당하는 왼손 둘째손가락을, 왼발이 저리면 오른손에서 왼발에 해당하는 오른손 엄지손가락을, 오른발이 저리면 왼손에서 오른발에 해당하는 왼손 엄지손가락을 다스린다.
그래도 효과가 없을 수 있다.

파동의 끝(말단)이 효과가 없으면 파동의 중심지, 진원지를
공략한다.

손발이 차다. 왜일까? 손과 발은 상하 균형을 이룬다. 왼손
과 오른손, 왼발과 오른발은 좌우 균형을 이룬다. 손(발)가
락은 몸의 중심에서 가장 먼 곳이다. 중심과 균형을 이룬다.
몸의 중심은 아랫배, 자궁, 장에 해당한다.
물론 피의 흐름으로 볼 때 손발이 차다는 것은 피가 안 통한
다는 거다.

혈관 끝의 문제는 시작을 다스리면 된다. 말초혈관(끝)의 반
대편 끝은 심장(시작)이다. 파동의 끝과 끝에 해당한다. 심장
을 다스리면 손발이 찬 게 좋아진다.

또한 인체파동원리에서는 오작동을 일으키는 주범이자, 통
증을 인지하는 곳이 뇌(머리)이므로 원인을 불문하고 이곳
을 다스린다. 우리 몸에서 '돌출된 곳이 머리'이므로 돌출된
곳을 자극하면 된다.

머리를 다스려도 손발이 찬 게 좋아진다. 머리와 손발이 균형
원리로 볼 때 끝과 끝이기 때문이다.

무릎관절염

무릎은 머리, 왼 무릎은 심장, 오른 무릎은 간과 깊은 관계

관절염에 걸리면 계단을 오를 때 무릎이 아프고, 무릎 부위가 붓거나 열이 나기도 한다. 구부리기가 힘든 경우도 있다. 한쪽이 아플 때 치료를 하지 않으면 다른 쪽도 아파 온다. 오래되면 무릎에 물이 고인다. 이 모든 것이 뇌가 무릎으로 오작동하는 다른 모습이다. 점이 있는 것과 꼭 같은 신호다. 인체파동원리에서는 무릎관절염도 단순히 무릎만의 문제가 아니다. 무릎과 연결 지을 수 있는 곳이 한두 군데가 아니다. 무릎은 먼저 두개골처럼 생겼다. '돌출된 것은 모두 머리'이므로 무릎은 머리다. 머리를 많이 쓰면 무릎도 아프다. 당연히 무릎이 아프면 머리도 아프다. 머리와 무릎이 균형을 이루기 때문이다.

무릎은 발목과 허리의 중간에 있고, 한 몸(하체)의 중심이다. 부신·신장과 관계가 깊다. 무릎을 구부리면 왼쪽 무릎은 심장, 오른쪽 무릎은 간에 닿는다. 팔을 가슴에 얹으면 왼쪽 팔꿈치는 심장, 오른쪽 팔꿈치는 간에 닿는다. 왼쪽 무릎과 왼쪽 팔꿈치는 심장, 오른쪽 무릎과 오른쪽 팔꿈치는 간에 해당한다.

무릎이나 팔꿈치가 심장이나 간을 보호하기 위해 존재한다는 뜻이다. 이곳이 제대로 기능하지 못하면 심장이나 간이 위태롭다. 무릎을 지탱하는 것은 허리와 발목이다. 허리나 발목을 보호하려고 무릎을 많이 쓰다 보면 관절염이 생긴다. 무릎관절염은 허리ㆍ목ㆍ심장ㆍ간ㆍ신장 등 전신의 불균형으로 발생한다. 때문에 제때 고치지 않으면 나중에 중풍이나 오십견ㆍ목디스크ㆍ허리디스크가 올 수 있다.

물론 대비책은 있다. 무릎 통증이 오기 전에 몸은 점ㆍ흉터ㆍ상처ㆍ사마귀ㆍ관절의 변형 등으로 미리 알려 주고 있다. 오른쪽 무릎이 안 좋은 사람은 왼쪽 엄지발(손)가락과 오른쪽 새끼발(손)가락이 뒤틀려 있거나 점이나 흉터, 상처가 있다. 왼쪽 무릎이 안 좋은 사람은 반대다.

간혹 착각하는 경우도 있다. 환자는 오른쪽 무릎이 아프다고 하는데, 왼쪽 무릎에 해당하는 오른쪽 엄지발(손)가락이 더 틀어진 경우다. 이런 경우는 약한 왼쪽 무릎을 보호하기 위해 환자가 무의식적으로 오른쪽 무릎을 혹사시킨 경우다.

이 경우 오른쪽 무릎을 치료하면 반드시 반대편 왼쪽 무릎이 아파 온다.

양쪽 엄지발(손)가락이 모두 틀어져 있거나 흉터가 있다면 상태가 심각하다. 환자가 통증을 심하게 느끼느냐 하면 그렇지도 않다. 이미 몸이 어긋난 상태로 힘(에너지)의 균형을 이루고 있기 때문에 환자는 무릎이 안 아프다고, 통증이 없다고 착각을 한다.

간단히 스스로 할 수 있는 지압자리를 알아보자.
오른쪽 무릎이 아픈 경우 먼저 오른쪽 무릎에 해당하는 왼쪽 엄지발(손)가락이나 오른쪽 새끼발(손)가락의 중간마디를 지압하자. 눌러서 유난히 아픈 곳을 집중적으로 자극한다.
그래도 통증이 남는다면 이번에는 반대편 왼쪽 무릎을 집중 공략한다. 이 경우 왼쪽 무릎의 제2통증(대응)자리인 오른쪽 엄지발(손)가락이나 왼쪽 새끼발(손)가락의 중간마디를 지압한다.
그래도 안 되면 다른 곳에 문제가 있을 수 있다. 발목·허리·심장·간·목이 원인일 수 있다. 점, 흉터, 상처와 같은 파동의 흔적이 있는지 유심히 살펴 이곳을 치료점으로 삼으면 된다.

예를 들면, 왼쪽 턱밑에 어릴 때 넘어져 생긴 흉터가 있다면 그곳을 치료점으로 삼는다는 얘기다. 무릎을 치료하기 위해 턱밑 흉터에 직접 침을 꽂아도 되고, 턱의 제2통증자리인 양쪽 가운뎃손(발)가락 끝마디뼈 안쪽에서 턱의 대응점을 자극해도 좋다.

물론 발목이 턱의 대응자리이므로 발목을 치료해도 된다. 발목을 직접 자극해도 되고 발목의 파동자리인 양쪽 엄지손(발)가락이나 양쪽 새끼손(발)가락의 끝마디나 양쪽 손목 중에서 한 군데 또는 여러 군데를 다스리면 된다.

이렇게 순차적으로 지압해 주면 아무리 오래된 무릎관절염도 좋아진다. 이미 수술을 했거나 뜸·상처·흉터·절단 등으로 몸에 불균형이 온 상태라면 치료가 더디다.

그런데도 왜 안 낫는가?

많이 좋아졌다가도 더 나빠지는 이유가 뭔가?

"치료를 중단하면 더 아파올 것입니다"라고 말하는 것은 협박도, 공갈도 아니다. 진실이다. 제1통증(1등)을 제2통증(2등)으로 만들었다고 해서 치료가 '되었다'는 게 아니라 치료가 '되어 간다'는 것이다. 정상적인 순환, 흐름으로 바뀌어 간다는 것이다.
빨리 치료되는 만큼 부작용도 크다. 그러므로 매일 꾸준히 치료받아야 한다.

침을 맞으면 더 아픈 이유는 벌집을 건드리는 것과 같다.

꿀을 채취하기 위해서는 벌집을 만져야 한다. 그럼 벌이 가만히 있나. 자기 집을 뺏길까 봐 발악을 한다.

우리 몸도 마찬가지다. 낫기 위해서는 우리 몸의 아픈 것들을 치료해야 한다. 그럼 몸에 기생하고 있던 나쁜 세력들, 예를 들면 병균이나 세균 등이 가만히 순순히 물러날까? 발악을 한다. 그래서 몸이 더 아프고, 침이 더 아프다고 느끼게 된다.

그럼 침을 처음 맞을 땐 왜 안 아플까? 몸이 너무 아프기 때문이다(제1통증). 침 아픈 것은 안중에도 없다(제2통증). 그러다가 몸이 좋아지면 그땐 침과 순위가 바뀐다. 그래서 침이 더 아프다.

그럼 우리 몸의 나쁜 세력들은 처음부터 반응하지 왜 늦게서야 호들갑을 떨까? 침 한 번에, 약 한 제에 나을 거라고 생각하지 않기 때문이다. 콧방귀를 뀌다가 어느 순간, '그게 아니네. 이것 봐라. 이러다간 쫓겨나겠네.' 그때서야 부랴부랴 반응을 보인다. 벼랑에 몰리니까, 막다른 골목에 몰리니까 발악을 한다.

치료되는 과정은 가뭄으로 밑바닥이 보이면서 그동안 물 속에 잠겨 있던 쓰레기가 드러나는 것과 비슷하다. 제1통증에 가려 숨어 있던 제2, 제3의 통증들이 제1통증이 줄어들면서 수면 위로 드러나는 것과 같다.
환자가 침을 맞고 있는 중간에 침 맞은 데가 너무 아프다며 빼 달라고 해서 가 보면 침 맞은 부위가 아닌데도 마치 침을 꽂은 것처럼 아픈 경우가 가끔 있다. 제1통증이 치료되면서 연관된 파동자리가 새로운 제1통증이 되면서 나타나는 현상으로 호전 반응이다.

침이 더 아프고, 여기저기 안 아픈 데가 없다면 제대로 치료되는 과정이라고 보면 된다. 고지가 바로 저기다, 얼마 안 남았다는 얘기다. 실제로 침 맞고 더 아픈 날 다음 날에는 더 좋아졌다는 얘길 하는 환자분들이 적지 않다.

에베레스트 등정 때 방심해 실족하거나 지쳐 쓰러지는 곳은 정상 정복 때가 아니라 정상에서 하산할 때다. 긴장의 끈이 풀릴 때다. 조금만 더 가면 목적지다. 산악인의 목적지는 정상이 아니라 살아서 무사 귀환하는 거다.
아침이 되기 직전 새벽 미명이 제일 깜깜하듯이, 통증이 극심하면 그만큼 나을 때가 가까웠다는 뜻이다. 완치가 임박한, 치료가 다 되어가는 시점이라고 보면 된다.
조금만 더 참고 견뎌 내면 된다. 세상살이도 마찬가지다. 힘들고 어려워 더 이상 버틸 여력이 없을 때, 자살을 생각할 때, 그때가 바닥을 치고 나올 때다. 바닥이 곧 도약의 시작점이다. 희망을 포기하지 말자.

언제까지 치료를 받아야 하나요(약을 먹거나, 침을 맞아야 하나요)?

2년 된 오십견 환자가 침이나 약침 한 방에 자유자재로 팔을 쓰게 되는 경우가 인체파동원리에서는 흔하다. 하지만 인체파동원리에서는 이것을 '나았다'고 하지 않는다.

기존의학에서는 팔을 못 드는 사람이 팔을 들면, 걷지 못하는 사람이 부자연스럽지만 걷게 되면 '나았다'고 한다.
하지만 인체파동원리에서는 오른팔이 안 들리는 것은 간이나, 목, 폐, 위장 때문에 생긴다고 본다. 단지 오른팔이 침 한 방에, 약 한 제 먹고 나았다고 해서 간이나 목·폐·위장도 완치된 것은 아니다.

어깨를 고쳤지만, 어깨 통증의 원인이 되는 간·목·폐·위장도 좋아져야 그때서야 어깨 통증을 완치했다고 할 수 있다. 따라서 어깨 통증이 좋아져서 안 아파도 계속해서 꾸준히 치료받아야 한다.

'열 손가락 깨물어 안 아픈 손가락이 없다'라는 속담은 '우리 몸이 건강한 데는 하나도 없다'라는 반증(反證)이기도 하다.

어깨 아픈 사람이 어깨만 아픈 경우는 거의 없다. 어깨가 아프면 무릎도 안 좋고, 목도 약하고, 머리도 아프다. 뇌는 제일 아픈 통증에만 반응하고 온통 거기에만 신경을 집중하고 있기 때문에 제일 아픈 어깨를 치료하고 나면, '나았다'라는 느낌은 순간이다.

세상살이도 마찬가지다. 행복감은 지속되는 게 아니라 찰나다.

어깨 통증이 제2통증으로 떨어진 대신, 제2통증이었던 침(침을 맞아 생긴 통증)이, 무릎이, 목이 예전의 어깨 통증이 차지하던 제1통증자리로 레벨 업 된다. 뜸이나 부항도 마찬가지다. 볼펜으로 동그라미를 그리는 피부의 미세한 변화도 통증을 유발한다. 뇌가 이곳으로 과민 반응을 보인다. 당연히 뇌는 또다시 침 치료받은 자리나, 무릎, 목으로 온통 신경을 집중하게 된다. 동시에 침 맞은 자리, 무릎, 목으로 옮겨 간다는 게 아니다. 이 중에서 하나가 제1통증이 된다는 뜻이다.

예를 들면 제1통증이 처음에는 어깨였다가 어느 날부터는 침이 너무 아프다고 하고, 침이 덜 아픈가 싶더니, 멀쩡한 무릎이 아프기 시작한다. 그래서 어깨 통증이 무릎으로 옮겨 갔다고 표현한다.

"첫날 침 맞을 땐 하나도 안 아팠는데……. 갈수록 침이 더 아파서, 침이 무서워서 못 맞겠어요."

"병 고치려 왔다가 병을 얻었어요. 혹 떼러 왔다가 혹 붙였네요. 어깨 고치러 왔는데, 멀쩡한 무릎이 아파요."

환자는 어깨가 좋아졌다는 걸, '침이 아프고 무서워서 못 맞겠다', '멀쩡한 무릎이 아프게 되었다'고 표현한다.
"제가 첫날에는, 침이 너무 아프면 두 번 다시 안 올까봐, 계속 침 맞으러 오시게 하려고, 꼬시려고, 침을 살살 놓아서 그래요."
웃자고 이렇게 농담을 하기도 하지만 사실은 다르다. 어깨가 너무 아프다 보니까, 침 아픈 건 눈에 들어오지 않기 때문이다.
환자분들 열이면 열 모두 이렇게 주장한다.

"낫는다면 침이 아픈 게 문제예요, 치료비가 대순가요?"

하지만 침을 맞으면서 어깨 통증이 좋아지니까, 그때부터 순위가 바뀐다. 침이 더 아프고, 무릎이 아프게 되었다고 하는 것이다. 치료비보다 비싼 교통비가 아깝게 느껴지기 시작한다. 당장 눈앞의 제일 아픈 통증에만 연연하는 뇌의 오작동 탓이다.

치료되는 과정에서 어떤 현상이 생기는지를 설명해 줘야 한다. 예를 들면 하나가 좋아지면, 또 다른 통증이 생긴다. 왜냐하면 하나만 아픈 게 아니라 다 안 좋기 때문이다. 하나가 좋아지기 시작하니까, 우리 몸에선 "그래! 그럼 이것도 고쳐 줘! 저것도 고쳐 줘!" 하는 것이다. 물론 아픈 원인이 한 군데만의 문제로 생긴 게 아니기 때문이다.

파동이 쳐 온 진원지와 파동이 쳐 나가 부딪친 자리, 모두를 치료해야 해결이 된다.

왼쪽 어깨 통증으로 내원했다면, 파동이 쳐 온 진원지인 심장이나 위장, 머리와 목도 좋아져야 한다. 그리고 파동이 쳐 나가 부딪친 자리도 치료해야 한다.
왼쪽 어깨의 파동(대응)자리인 왼쪽 넷째손(발)가락 뿌리마디나 오른쪽 둘째손(발)가락 뿌리마디와 함께 그곳들이 다시 파동 쳐 나간 손(발)가락 끝마디뼈를 다스리면 좋다. 아울러 어깨를 지배하는 신경분절인 경추 3~4번 자리도 다스려 좋아져야 그때서야 어깨 통증이 완치된 것이라고 할 수 있다. 치료에 확신이 없으면 손발 모두에서 치료해도 되고 자신감이 붙으면 이중 한 군데를 다스려도 충분히 효과를 볼 수 있다.

왜 꾸준히 치료를 받아야 하는지에 대해서도 알려 줘야 한다.

연못에 떨어진 물방울 하나는 해결했다고 하자. 계속해서 떨어지는 물방울은 어떻게 할 것인가!

이런 교육이 생략되면 '물에 빠진 사람 건져 줘도 보따리 내놓으라'라는 말을 들을 수밖에 없다.
뇌의 오작동을 여실히 보여 주는 속담이다. 물에 빠졌을 때에는 사는 게 무엇보다 중요했지만, 물에 빠졌다가 살아나면 그땐 잃어버린 보따리가 제일 중요하기 때문이다. 이런 뇌의 오작동을 의사가 이해하고, 환자나 보호자에게도 납득시켜야 한다.
그래서 치료가 쉽지 않다. 그렇기 때문에 "매일 침 맞으러

오세요.", "매일 오기 힘들면 이틀마다 오세요.", "그래도 힘
들면 1주에 한 번씩, 2주에 한 번이라도 오세요.", "평생 침
맞으러 오세요." 하는 것이다.

"그렇게 띄엄띄엄 맞아도 효과가 있나요?"

"안 맞는 것보다 낫지 않겠어요? 오늘 생긴 파동은 오늘 해
결해 드릴게요. 내일 생길 파동은 내일 또 치료해 드릴게요."
천리 길도 한 걸음부터다. 마음의 여유를 갖고 꾸준히 치료
해야 한다.

인체파동원리의 치료법들(종류)

파동일침요법

파동침은 한 개의 침으로 한 곳의 통증을 제거한다.

이를 이용해 전신의 아픔을 사라지게 해서 건강을 회복하게 한다. 부작용도 거의 없다. 약간 따끔하다. 침으로 생긴 통증도 침이나 지압으로 바로 풀어 줄 수 있다.

꾸준히 치료하면 질병의 예방 및 치료 효과가 크다. 치료 비용이 싸다. 전혀 다른 자리, 곧 파동자리에 침을 놓아 아픈 곳을 낮게 한다. 침의 효과는 침을 꽂음과 동시에 바로 나타난다. 침의 효과는 지속되며, 누가 시술해도 똑같은 효과를 낸다.

파동일분일침요법

단 일 분 동안만 침을 맞아도 효과가 있다.

침을 오랜 시간 맞고 있어야 하는 번거로움이 없어 바쁜 직장인이나 학생, 침에 대한 두려움이 많은 사람들에게 좋은 치료법이다. 2006년 도하 아시안 게임의 사이클 경기에서 그 진가를 발휘하여 선수들의 금메달 획득에 기여를 한 치료법이기도 하다.

파동약침요법

파동침의 효과를 배가시키는 방법으로 파동자리에 약물을 주입해 침의 효과와 약물의 효과를 극대화하는 방법이다.

전혀 다른 자리, 곧 파동자리에 약침을 놓아 아픈 곳을 낫게 한다.

약침 시술 시 통증은 오히려 파동침보다 없다. 약물 주입 후 바로 빼기 때문이다. 파동침의 즉효성과 약물의 지속적인 효능이 더해져 바쁜 직장인, 수험생, 학생, 한약 복용이 번거롭거나 귀찮으신 분들이 한약 복용과 같은 효과를 기대할 때, 효과를 빨리 보기 원하는 분들에게 권한다.
산삼이냐, 봉침이냐, 재료가 중요한 게 아니다. 약침을 놓는 부위가 더 중요하다. 침의 굵기가 중요한 게 아니라 혈자리를 아는 게 더 중요하듯이, 균형자리를 찾는 게 중요하다.

파동약침의 효능

어깨 · 허리 · 무릎 · 손 · 발목의 통증 제거 및 기능 개선
중풍 마비 개선
모든 통증성 질환의 통증 제거 및 개선
허약 체질 · 면역 저하 및 성장의 개선
간 기능 개선
피부 미용, 기미 제거 효과
혈액 순환 개선
급(만)성 감기 호전

파동테이핑요법

테이핑을 함으로써 지속적으로 치료 효과를 유지하는 치료법이다. 통증이 전혀 없다. 테이핑의 탄력이 떨어지는 3~4시간 뒤에는 제거하는 게 좋다. 여기저기 많이 붙이는 것보

다 한두 군데만 붙이는 게 더 효과적이다.

제2통증자리에 테이핑으로 피부의 긴장을 유발해서 그곳으로 뇌가 용을 쓰는 오작동을 하게 해 낫는 원리다. 인체균형 원리에 의해 피부 안쪽은 이완이 되어 치료되는 원리이기도 하다.

파동기(氣)교정요법

인체 내 불균형의 파동점을 풀어 주면 통증의 원인이 제거되어 저하된 장기의 기능이 활력을 찾고 틀어진 근골격계가 정상화되어 균형 잡힌 신체로 변화된다.
비뚤어진 코와 광대뼈 교정, 턱관절의 상태를 정상으로 돌리는 데 사용할 수 있다.

파동향기(香氣)요법

특수한 향으로 통상적인 기(氣)치료의 효과를 극대화하여 신체의 긴장과 통증을 이완시키고 얼굴과 피부의 주름(긴장)이나 처짐(힘이 너무 많이 와서 무거워서 아래로 처졌다, 이완되었다고 본다. 대신 피부 속은 긴장 상태로 균형을 이룬다)을 개선시켜 본래의 자신이 가진 아름다운 모습을 되찾게 해 준다.

피보나치의 수열을 이용한다.

1, 2, 3, 5, 8, 13, 21, 34, 55…….

자연계에서 식물의 성장과 관련한 숫자다. 앞의 숫자를 더한 수다. 하나의 세포에서 두 개가 되고 네 개가 되어 전체가 되는 프랙탈원리, 에너지 틀의 복제다.

인체도 상체를 예로 들면, 위팔이 뼈 1개, 아래팔이 뼈 2개, 손가락 개수가 5개다. 그렇다면 향의 개수도 이 중에서 고르는 게, 손의 기운과 향의 기운을 극대화할 수 있는 방법이다. 기의 흐름을 이해하고 활용하면 효과가 더 크다. 이게 파동 향기요법의 특징이다.

향이 없다면 시술자의 몸이 가진 기운을 이용해 손으로도 가능하다.

다만 모든 기운은 정체되어 있는 게 아니라 흐른다. 나쁜 기운도, 좋은 기운도 흐른다.

특히나 향기요법은 제1통증자리를 대상으로 향을 직접 대기 때문에 환자의 나쁜 기운이 향이나 손을 통해 직접적으로 시술자의 몸으로 바로 들어오게 된다. 침을 많이 놓거나 마사지를 많이 하면 기가 빠지고 몸이 상하는 이유다.

시술자가 고친다는 생각을 하고 덤비는 순간 다친다.

시술자가 환자가 짊어진 짐(사기, 邪氣)을 대신 받는다고 생각하면 다친다. '짐을 받아서 내던진다, 내보낸다'고 생각해라. 내 몸을 치료(기운)의 통로로 생각해야 한다. 인체파동원리로 보면, 똑같은 자리에 침을 놓아도 시술자에 따라 효과가 달라질 수 있다. 개개인이 가진 기운의 차가 있기 때문이다.

기운의 다른 말은 지식이고 믿음이다. 믿음은 지식에 기반하지 않고는 불가능하다. 설사 그것이 잘못된 믿음이라 할지라도, 옳다고 생각하는 지식에 기반하고 있기에 효과를 낸다.

치료 효과를 내는 데 있어 시술자에게 가장 중요한 것은 뭘까?

실력일까, 자격증일까, 믿음일까? 다름 아닌 믿음(신념, 확신)이다. 실력이나 치료자리, 자격증, 학벌, 경력도 모두 믿음을 견고히 하기 위한 수단일 뿐이다.

왼쪽 귓바퀴 중간이 아프다고 호소하는 환자분이 계셨다. 귀의 대응자리인 오른쪽 가운뎃발가락 왼쪽 끝마디뼈 중간에 침을 놓았다. "어때요?" 물으니, 바로 "괜찮네요" 하셨다. 그런데 침 놓은 자리를 자세히 보니 분명히 가운뎃발가락으로 알고 침을 꽂았는데, 오른손가락 끝에 해당하는 오른쪽 넷째발가락 왼쪽 끝마디뼈 중간에 침이 꽂혀 있었다. 그래도 효과가 있었던 것이다. 치료자리보다 시술자의 지식(믿음)이 더 중요하다는 것을 알려 주는 대목이다.

물론 그 자리가 오른손가락 끝의 대응자리로서 왼쪽 귓바퀴의 제4통증자리가 되므로[2] 효과를 낸 이유이기도 하다. 치료자리를 따져도 파동자리이기 때문에 효과를 냈다는 것을 알 수 있다.

파동약물요법

각종 무기질 및 영양소의 결핍으로 생긴 인체의 불균형으로 병이 발생한 것을 적절한 파동원리적 약재로 재흡수의 길을 열어 건강을 회복하는 방법이다.

우리 몸은 많이 먹어야 배부른 줄 안다. 많이 가져야 좋은 줄 안다. 이게 오작동이다. 잘못된 오작동으로 인해 배가 부르기는커녕 포만감으로 활력을 잃게 된다. 많이 먹는다고 많이 흡수되는 게 아니다.

우리 몸은 외부에서 들어오는 모든 음식이나 약물에 대해 좋은 것이든, 나쁜 것이든 무조건 거부하고, 파괴하려는 오작동을 갖

---

2) 오른손가락 끝은 왼쪽 귓바퀴의 제2통증과 제3통증자리이다.

고 있다.

입부터 시작이다. 침을 보라. 침이 얼마나 독한가. 페인트 칠한 벽이나 차에 침을 뱉으면 자국이 남을 뿐 아니라 페인트가 벗겨진다. 그뿐 아니다. 대표적인 게 위산으로 가득 찬 위장이다. 모든 걸 녹여 버린다. 아무리 좋은 약도 버텨 낼 재간이 없다. 설사 위장을 통과해도 소장이 기다리고 있다. 약물이 혈관으로 재흡수되기가 하늘의 별따기다. 그래서 생겨난 게 많을수록 좋다는 거다. 사정할 때 1억 개 이상의 정자가 나온다는 건 뭘 의미할까. 그만큼 실패할 확률이 높으니까 많이 배출하고 보자는 거다. 너무 무책임하다. 이게 오작동이다.

하나를 보내더라도 제대로 보내야 할 게 아닌가.

우리 몸의 오작동을 이용해 최대한 우리 몸이 거부감 없이 약물을 재흡수할 수 있도록 하는 게 파동 약물요법의 핵심이다.

물에 물 탄 듯, 술에 술 탄 듯해서 구렁이 담 넘어가듯 우리 몸의 방어 체계를 뚫고 들어가자는 게 파동약물이다.

그래서 약을 먹을 때도 순서가 있다. 벌컥벌컥 마시면 안 된
다. 아주 조금씩 입에 머금고 있어야 한다. 우리 몸의 방어
체계에서 1차 검문소인 입에서 확실하게 검문을 받아야 한
다. 혀와 침, 치아로 확인한다. 이상이 없다고 판단될 때 그
때 넘기면 된다. 이번에는 식도가 기다리고 있다. 2차 검문
소인 식도가 긴 이유다.

그래도 안심이 되지 않는다. 3차 검문소인 위장에서는 모
든 것을 파괴할 요량으로 강력한 위산이 나온다. '들어오기
만 해봐라. 내가 다 죽여 줄게.' 하고 있다가, 1차, 2차 검문
소를 무사히 통과한 파동약물에 대해서는 순간 경계심을 풀
게 된다. 방심한다. 당연히 통과할 만하니까 왔다고 착각하
는 거다. 그래서 3차 검문소인 위장에서도 무사통과가 가능
하다. 이렇게 만들어야 한다.

당연히 한약 먹고 간이나 신장이 나빠졌다는 얘기가 나올
수 없다. 물을 마시고 간이나 신장이 나빠질 사람이라면 뭘
먹어도 해롭다. 인체파동원리의 모든 치료법은 부작용이 적
은 방법을 권하고 사용한다. 하지만 작은 고추가 매운 법이
다. 별거 아니라고 방심하다간 큰 코 다친다. 파동원리가 애

기하는 핵심은 '끝과 끝이 같다'는 것이다.

'가장 강하다고 생각하는 것은 실제로는 가장 약한 것이요. 가장 약해 보이는 것이 더 큰 힘을 발휘하는 것이다.'

파동약물의 원리가 그렇다.

특정 음식이나 약이 좋다고 편식을 하면 제1오작동으로 인해 한쪽으로 치우쳐 불균형을 이룬다. 따라서 이런 부작용을 최소화하기 위해서 '골고루'가 정답이다. '적당히' 먹어야 한다. 결코 많은 게 좋은 게 아니다. 뇌는 힘(에너지)의 균형을 통해 판단하므로 조금만 공급해 줘도 된다. 다만 부족한 부분은 많이 채워야 한다.

하지만 임상에서 활용하기가 쉽지 않다. 너무나 획기적인 방법이다 보니 환자나 보호자의 이해를 구해야 한다. 파동 원리가 보편화될 때까지 고군분투해야 한다. 무조건 많아야, 오래 달여야 좋을 거라는 환자의 오작동의 마음을 녹이는 게 급선무다. 그래서 파동 약물요법의 현실화는 아직도 진행형이다. 환자의 믿음을 얻는 일이 무엇보다 중요하기에 하루 빨리 인체파동원리가 세상에 널리 알려져 주류(主流)

로 자리매김하길 간절히 소망해 본다.

파동써클테라피(circle therapy)

볼펜으로 동그라미만 그려도 낫는다.

시계 방향으로 5번 정도 적당한 크기로 원을 그리면 된다.

피부의 미세한 자극으로 에너지 틀(에너지 장)을 바꿔 전체의 에너지 틀을 바꾸는 원리이다. 가장 약한 게 가장 강하다는 걸 실제 치료로 확인시켜 주는 치료법이다.

피부에 미세한 자극을 줘서 긴장 상태로 만들면 뇌가 이곳으로 오작동을 일으켜 낫는 원리이다. 피부를 긴장시키면 피부 안쪽은 이완되어 낫는 원리이기도 하다. 누구나 쉽게 배워서 자가 치료, 의료 봉사도 가능하며, 1분이면 통증과 증상의 완화를 느낄 수 있다. 특히 어린이는 일반병원 치료와 달리 즐거운 체험 교육으로 건강을 찾을 수 있다.

파동충격요법

몸의 불균형 상태를 일시적인 충격을 줘서 바로잡아 치료하는 방법이다.

우리 몸에서 좌우, 전후로 긴장과 이완된 불균형을 파악해 이완된 부위에 주먹이나 치료용 해머로 충격을 줘서 일시에 이완된 곳을 긴장되게 만들어, 반대편의 긴장된 곳을 이완되게 함으로써 몸의 균형을 잡게 하는 방법으로 치료 효과는 즉각적이다.

예를 들면 만성 편두통으로 고생하는 분의 경우 이완된 반대편 머리를 주먹으로 강하게 충격을 주면 편두통이 있는 부위는 긴장 상태에서 이완 상태로 바뀌어 편두통이 좋아지는 식이다.

왼쪽 좌골신경통 환자에게 반대편 허벅지를 주먹으로 때려 치료하는 장면을 목격하고, 박종부 선생이 인체파동원리를 발견한 단초가 된 치료법이기도 하다.

파동운동요법

힘(에너지)의 균형을 이루는 운동요법으로 신체의 체형을 바로잡고 장부의 균형도 함께 교정하여 생활습관병에도 탁월한 효과를 내는 치료법이다.

걸을 때 턱을 목 뒤로 집어넣고

앞가슴뼈를 1센티미터 앞으로 내민다는 느낌으로

승모근을 등 뒤로 짜준다는 느낌으로 걸어도 뱃살이 빠진다.

이런 자세를 취하면 처진 아랫배는 자연스레 당겨져 올라간다. 턱과 배가 균형을 이루기 때문이다.
걸음걸이도 중요하다. 대부분 아무 생각 없이 걷는다. 무릎이나 발목의 힘을 사용해 걷는다.

파동원리 걸음걸이는 **허벅지를 먼저 내딛는다**는 느낌으로 걸으면 된다.

파동호흡법

사람은 평소 어깨가 앞으로 굽어지면서 내려앉는다. 자연스레 심장이 눌려 부담을 느끼고 아랫배가 처진다. 그래서 복식호흡을 하게 된다.

심장의 긴장과 압박으로 심장 주변의 근육이 당겨져 목과 어깨의 파동자리인 검상돌기와 아래 갈비뼈가 들리고 허리가 앞으로 나와 접히게 된다. 당연히 허리 통증과 목디스크, 오십견이 잘 생긴다. 이런 복식호흡의 부작용을 없애는 방법이 횡격막 호흡인 파동호흡법이다.

양쪽 어깨를 펴고(앞가슴뼈를 1센티미터 앞으로 내민다는 느낌), 횡격막을 조여주고 압박한다는 느낌으로 호흡한다.

코로 숨을 들이쉬고, 입으로 숨을 내뱉는다. 이때 횡격막을 자극한다는 느낌으로 양쪽 아래갈비뼈를 모아서 폐 아래쪽의 공기를 쥐어짜서 숨을 내뱉는다.

이렇게 폐 전체의 공기를 배출하면 호흡만으로도 어깨와 허리의 통증이 줄어들고, 간과 비장의 기능이 원활해지며, 장도 원래의 모습을 찾게 되어 건강한 생활을 유지할 수 있다.

나이 들수록 등이 굽는다. 등만 바로 펴 줘도 생명의 연한이
연장된다. 등이 굽으면 가슴이 긴장, 등이 이완된 상태다.
이완된 등을 긴장 상태로 만들어 가슴의 긴장을 이완 상태
로 풀어 주면 된다.

인체파동치료의 장점

첫째, 한 군데의 아픔을 침 한 개로 고칠 수 있다.

발목 삔 곳이 특정 부위, 한 곳의 아픔이라면 침 한 개로 즉각적으로 통증이 개선된다. '뼈 하나에 몸 하나'가 들어 있기 때문이다.

예를 들어 왼쪽 팔꿈치에 위치한 곡지혈 한 곳의 아픔을 치료할 수 있는 파동자리는 무수히 많다.

오른쪽 곡지혈(좌우 균형), 오른쪽 족삼리혈(대칭), 왼쪽 족삼리혈(상하 균형), 왼쪽 손목(아래팔 한 마디에서 시소의 반대편에 해당), 왼쪽 넷째손(발)가락이나 오른쪽 둘째손(발)가락의 중간마디 바깥쪽(왼쪽 곡지혈의 제2통증자리, 대응자리), 오른손 상양혈(왼쪽 곡지혈의 제4통증자리) 등이다.

그중의 한 곳에 침을 꽂으면 한 곳(왼쪽 곡지혈)의 통증을 없앨 수 있다.

우리 몸은 모든 부분이 전신과 유기적으로 연결되어 있기 때문에 왼쪽 곡지혈을 치료하면 균형을 이루게 되어 왼쪽 팔꿈치만 좋아지는 게 아니라, 왼쪽 뒷목도 좋아지고, 오른쪽 뒷목도 좋아진다. 무릎도 좋아진다. 이 모든 곳이 힘(에너지)의 균형을 이루는 자리이기 때문이다.

그러나 우리 몸이 왜 아픈지를 알면 병을 고치는 게 쉽지 않다는 걸 안다. 아픈 곳으로 끊임없이 용을 쓰는 오작동을 일으키기 때문이다. 아프지 않다고 오작동이 일어나지 않는 게 아니다. 또한 고혈압, 당뇨, 암이 침 한두 개로 고칠 수 있는 병이 아니다. 그래서 침의 개수가 많아지는 것이다.

둘째, 침이 없어도 치료가 가능하다.

이(침)가 없으면 잇몸(지압)이다. 예전에 대학교수로 있을 때 한국전자공업협동조합 세미나 강사로 초빙받아 제주도를 방문했을 때의 일이다.

강연 후 복도에서 참석자들에게 건강 상담을 해 주고 있는데, 한 여성 CEO께서 커피를 서빙해 가면서 친절하게 배려를 해 줘 눈길이 가던 차에 그분이 어렵게 말문을 열었다.

"어제 계단을 내려오다가 헛디뎌 발을 삐었는데 침 좀 맞을 수 있나요?"

"이런! 어쩌지요? 제가 깜빡 잊고 침을 안 갖고 왔네요."

혹시나 이런 일이 생길까봐 여행을 다닐 때 침을 챙기지 않았다. 침이 없어야 핑계를 댈 게 아닌가.
간단한(?) 발목 염좌도 어디에 꽂은 침이 효과를 내는지 그 이유를 몰랐기 때문에 침의 효과에 대해 확신을 갖지 못했다. 진짜 용하다면 한 개의 침으로 한 군데를 좋아지게 할 수 있어야 한다. 침을 수북이 꽂고는 시간이 지나면 나을 거라고 얘기하면 누가 못 놓나. 침 한 개, 한 개마다 어디를 치료할 목적으로 놓았는지, 어디가 좋아질지 설명할 수 있어야 제대로 된 침쟁이다.
그런 나에게 인체파동원리는 사막의 오아시스와 같은 존재였다. 나에게만 해당되는 얘길까. 진작 인체파동원리를 알았더라면, 그때 그분에게 침이 없어 치료해 줄 수 없다는 핑계도 댈 필요 없이, 침이 없으면 지압으로, 써클테라피만으로도 통증을 없애줄 수 있었을 텐데……. 지금 생각해도 미안하고 부끄럽다.

셋째, 시간과 장소의 구애를 받지 않는다.

침이 없으면 지압을 하면 되고.

깁스를 했더라도, 옷을 많이 입어도, 신체 일부가 없어도 상관이 없다.

침 놓을 자리, 지압할 자리는 아주 많다.

병원에 와서 의사와 대면해야 하거나 비싼 원격의료장비의 도움을 받아야 치료가 가능한 게 아니라 전화 한 통화면 언제 어디서든 환자의 증상을 듣고, 본인 스스로 치료할 수 있는 지압자리를 가르쳐 줄 수 있으니 얼마나 좋은가. 이 책을 잘만 활용하면 반 의사가 된다.

넷째, 치료 효과가 즉각적이다.

인체파동원리는 침이나 지압의 효과가 서서히 나타나는 게 아니라 침을 꽂자마자, 지압을 하는 즉시 바로 효과를 낸다. 파동침만이 그런 효과를 낸다는 게 아니다. 세상의 많은 침법이 즉각적인 효과를 내는 이유를 설명할 수 있다는 얘기다.

다섯째. 집중과 지속의 치료가 가능하다. '안 되면 될 때까지'가 가능하다.

침 한 개를 꽂아 안 되면 치료할 자리는 무수히 많다.

기존의 침법은 한 질환을 치료할 치료자리가 몇 군데로 한정되어 있지만, 파동자리는 셀 수 없이 많다.

제1통증자리와 힘(에너지)의 균형을 이루는 파동자리가 뼈, 세포 수만큼 존재한다. 삔 발목 한 군데를 치료하기 위해 침 한 개면 충분하다. 그러나 간혹 침 한 개로 승부가 나지 않는 경우가 있다. 오래된 병이거나 원인이 복잡한 병, 또는 환자가 안 믿으려고 작정하고 덤벼드는 경우에는 침의 개수가 조금씩 늘어날 수밖에 없다.
그래서 침 한 개로 안 되면 두 개, 세 개를 꽂다 보니 모르는 사람들이 보기에는 침을 많이 꽂아 고치는 줄 착각한다.

여섯째, 아픈 곳이 아닌 다른 곳을 자극해서 아픈 곳을 치료하므로 환자로부터 처음에는 오해를 받기도 하지만, 도리어 **큰 신뢰를 받을 수 있다.** 환자가 생각할 때 '멀쩡한 곳에 침

을 놓아 아픈 곳을 치료하다니, 도저히 이해가 되지 않는다.'
그렇기에 **"신기하네요"란 말이 절로 나올 수밖에 없다.**

일곱째, 의료 사고를 줄일 수 있다.

침을 맞아 의료 사고가 생겼다는 오해를 받을 염려가 없다.
간혹 침 맞고 더 아프다는 얘기가 나온다. 곪은 데 침을 놓
거나 뜸을 떠서 더 악화되었다는 얘기다.
하지만 인체파동원리는 환자가 생각하기에 멀쩡한 곳에 침
을 놓으니 그것 때문에 아픈 곳이 더 아파졌다는 시비를 걸
지 못한다. 그래서 의료 분쟁에 휘말릴 소지가 적다.

여덟째, 침으로 내과치료가 가능하다.

세계보건기구(WHO)에서도 침이 근골격 및 동통질환에 효
과가 있다고 인정했지만, 인체파동원리로 보면 우리 인체는
유기체이므로 한 곳의 아픔은 전신에 영향을 미친다. 따라
서 근골격이 좋아진다는 것은 바로 오장육부도 치료가 된다
는 것을 의미한다.
다만 통증이 무엇인지를 제대로 모르기 때문에 침 한 번에

내장질환이 확연히 좋아지지 않는다고 치료가 안 되는 줄 착각하는 게 문제다.

아홉째, 환자가 빨리 낫기 때문에 당장은 환자가 줄어드는 것처럼 보이지만, 빠른 효과를 체험한 환자들의 입소문을 통해 신기한 치료 효과가 입에서 입으로 퍼져 가니 결국 병원에 환자가 늘 수밖에 없다.

또 한 번의 치료로 통증이 없어졌다고 우리 몸이 다 나은 게 아님을 환자가 이해하게 되면 더 좋아지기 위해서라도 꾸준히 계속해서 치료를 받으러 오게 되므로 재진율이 월등히 높아진다.

이는 단순히 의사의 병원 경영을 위한 게 아니라, 고혈압이나 당뇨병, 중풍, 치매, 파킨슨병과 같이 평생을 약에 의존해야 하는 난치병 치료의 한계를 극복하는 진정한 예방의학인 것이다.

열째, 기존 한의원에 가면 환자의 손을 잡아 진단하는 진맥이란 과정을 거치지만, 인체파동원리는 환자에게 아픈 곳을 묻지 않고도, 맥을 짚지 않아도 진단이 가능하므로 환자나 보호자로부터 점쟁이, 관상쟁이, 명의 소리를 절로 듣게 된다.

아울러 우리 몸이 왜 아플 수밖에 없는지 의사가 알기에 환자에게 상세히, 자세히 가르쳐 주게 된다. 자연스레 환자나 보호자로부터 "친절하다", "자상하다", "내 병에 대해 제대로 속 시원히, 화끈하게 얘기해 주는 의사"라는 소릴 듣게 되니 이심전심이다.

많은 환자에 시달려 몸은 피곤해도 내가 아는 지식의 힘이 환자를 통해서 그대로 나타나고 치료 효과도 바로 확연히 눈에 보이니 즐거울 수밖에 없다. 몸은 피곤해도 마음은 부자가 된다.

열한째, 실력 있는 의사가 되니 자연히 누가 봐도 당당한 한 사람의 의사로서 자리매김하게 된다. 내가 가진 실력이 크니, 힘이 있으니, 나를 대적할 자 누구란 말인가…….

하지만 안타까운 것은 이런 자신감을 혹자는 교만함으로 오해하고 매도한다는 것이다. 임상을 수십 년 해도 다 알 수 없는 게 의학인데, 인체파동원리를 안다고 한들 그게 가능할까 생각하기 때문에 오는 편견이다.

환부에 직접 침을 놓아도 낫는 이유?

질문) 저는 심한 통증은 없으나 왼쪽 턱과 목이 계속 뭉치고 심지어는 입 벌리기가 힘들 때도 있습니다. 인체파동으로 치료한 지 거의 6개월이 되어 갑니다.
인체파동에선 통증 부위를 직접 건드리지 않는다고 알고 있고 계속 그렇게 치료받아 왔습니다.

하지만 환자 입장에선 치료가 되는 것이 목적이기에 제2통증자리, 제4통증자리로 치료를 받아도 안 되면 제1통증자리(환부)에다가도 침을 맞으면 안 될까 하는 의문이 계속 머릿속을 맴도네요.

여러 방법을 써 보는 것도 괜찮지 않을까라는 생각도 들고 해서요. 아픈 곳에 직접 침을 놓아도 치료가 되는 것도 있기에. '환부에 직접 침 치료를 하면 안 되는가?'라는 생각이 계속 떠오릅니다. 부작용이 있어서 그런가요?

답변) 질문하신 분의 경우 6개월이나 치료해도 낫지 않았다면 턱관절장애의 원인을 제대로 모르고 치료했다는 얘기입니다.

왼쪽 턱관절과 목만의 문제가 아니라 이곳의 제1통증자리인
오장육부, 곧 내장 기관의 문제로 인해 생겼다는 걸 짐작할
수 있습니다.

심장과 위장, 대장의 문제뿐만 아니라 목에서 얼굴을 지배
하는 신경이나 근육 중 어느 부분의 긴장으로 인해 생겼는
지 면밀히 살펴야 합니다.
물론 턱관절이나 목이 태어날 때부터의 구조적인 문제라면
치료 기간도 길 수밖에 없습니다. 내장 기관의 변형뿐만 아
니라 척추의 틀어짐도 충분히 예상할 수 있습니다.
턱관절과 목의 제2통증자리인 가운뎃손(발)가락 끝마디 ·
중간마디 · 뿌리마디를 자극해도 낫지 않는 경우, 의사나 환
자 모두 아픈 턱관절을 직접 치료하고 싶은 유혹을 느끼게
됩니다. 실제 '아픈 곳'을 직접 자극해서 효과를 보는 경우도
가끔 있기 때문입니다.

'아픈 곳(환부, 아시혈)'을 직접 치료해도 낫는 이유를 파동
원리로 설명해 드리겠습니다.

'아픈 곳'이라고 하지만 실제로 그곳이 정확히 아픈 곳이 아닐 수 있습니다.

말장난 같지만 그렇습니다.

우리 몸은 좌우 균형을 이루고 있습니다. 왼쪽 반신이 긴장이면, 오른쪽 반신은 이완이라고 보면 됩니다. 정상적인 힘의 크기가 10이라고 가정할 때 왼쪽이 3이라면, 오른쪽은 7이 되어 10을 이뤄 균형을 유지합니다. 만약 왼쪽이 4라면, 오른쪽은 6으로 균형을 이뤄 10의 상태를 유지하는 것입니다.

따라서 양쪽 팔다리를 동시에 치료하는 것보다는 **한쪽을 치료하는 게 더 효과적**입니다.

이뿐만 아니라 하나의 근육에서도 긴장과 이완을 무수히 반복하며 균형을 유지합니다.

'아픈 곳(환부, 아시혈)'은 긴장 상태입니다.

이곳에 침을 놓거나 지압을 하거나 뜸, 부항을 하면 긴장 상태를 더 긴장하게 만들어 상태를 악화시킵니다. 실제 '아픈 곳'에 침을 맞고 더 나빠졌다는 얘기를 심심찮게 하는 이유입니다.

하지만 아시혈에 침을 꽂아도 낫는 이유는 실제 침을 놓은 그곳이 다행히 긴장 상태인 곳이 아니라 이완 상태였던 경우입니다. 이완 부위에 침을 놓아 긴장 상태로 만들면 긴장 상태였던 진짜 '아픈 곳'이 이완 상태로 바뀌어 낫게 되는 것입니다.

구안와사를 예로 들면, 마비가 안 된 정상 쪽으로 입이 돌아갑니다. 얼굴이 늘어지고 이마의 주름이 잡히지 않는 쪽이 환부(아시혈)에 해당합니다.

얼굴의 근육을 잡아당기는 신경이 마비되어 늘어진 것으로 대부분의 한의사들은 이곳에 직접 침을 놓습니다. 그렇다면 왜 환부(아시혈)를 놓아도 낫느냐?
근육이 이완된 부위(병소)를 침이나 뜸으로 자극을 주면 그곳이 긴장이 되므로 자연스레 정상적으로 근육을 잡아당기고 있는 마비가 안 된 반대편의 긴장된 얼굴은 이완되어 치료되는 원리입니다.

이마의 주름도 마찬가지입니다.

주름이 없다는 것은 이완, 주름이 많은 것은 긴장으로 볼 수 있습니다. 주름이 없는 이완 상태의 이마(환부)에 직접 침을 놓으면 그곳이 긴장 상태가 되므로 주름이 생겨 낫는 원리입니다.

발목을 삔 경우도 마찬가지입니다.

왼쪽 발목을 삐어 퉁퉁 부었을 경우 이곳에 침을 놓거나 부항을 해서 피를 빼면 자연스레 부은(이완) 상태를 수축(긴장 상태)시켜 균형을 맞추므로 낫는 원리입니다.

실제 아무것도 없는 상태에서 치료자리인 경혈을 발견한 우리 조상들은 아픈 곳을 직접 치료하지 않았습니다. 선인들의 지혜를 잃어버린 후대 사람들이 여기저기 치료하다가 안되니까 아시혈을 찾아냈다고 보는 게 인체파동원리로 본 경혈학입니다.

파동지압법

특징, 지압할 때 통증의 종류와 주의 사항, 순서, 시간

파동지압법은 파동침법과 같다. 파동침법은 침이, 파동지압법은 지압이 매개체일 뿐이다.

파동지압법이 파동침법보다 더 효과적이다.

지압하는 손가락이 닿는 면적이 침의 면적보다 월등히 넓고, 굵고, 강하다. 또 지속적이고 강약을 조절할 수 있다.

침도 그러면 효과가 클 것이다. 보사(補瀉)[3], 염전(捻轉)[4]을 하고, 전침(電鍼)을 하는 이유다. 그래서 굵은 침이 가는 침보다 더 효과적이다.

---

[3] 침구의학에서 정기(正氣)가 허(虛)한 경우에는 보법(補法)을, 사기(邪氣)가 실(實)한 경우에는 사법(瀉法)을 쓴다. 기존 침구의학에서는 침을 오래 맞으면 사법으로 보는 데 반해, 인체파동원리에서는 침을 오래 맞을수록 좋다고 본다.
[4] 침을 놓는 방법으로 침을 그냥 꽂기만 하는 게 아니라 비틀어 돌리는 것으로 한 방향으로 돌리거나 좌우로 비비는 경우를 말한다.

하지만 굵은 침을 매일 그리고 자주 맞아 낼 장사는 없다.

그래서 지압이 침보다 낫다. 굳이 침이 없어도 지압만으로 가능하다. 다만 손이 힘들다. 오래 하기 힘들다. 꾸준히 하기 힘들다. 내 몸을 내가 치료하기가 쉽지 않다. 그래서 한의원에 가서 침 맞는 게 편하다. 편리성은 침이, 효과는 지압이 낫다.

파동지압법이 기존의 다른 지압법과 다른 일면이 있다.

첫째, 지압자리다.

기존의 다른 지압법은 제1통증(환부, 아시혈, 실상의 통증)자리를 치료점으로 삼는다. 배가 아프면 배를 지압하고, 목이 아프면 목을, 종아리가 아프면 종아리를 지압하는 식이다. 하지만 파동지압법은 파동침법과 마찬가지로 제2통증자리를 지압해서 제1통증을 치료한다. 그게 다르다. 팔꿈치가 아프면 팔에 해당하는 둘째(넷째)손(발)가락에서 팔꿈치자리인 중간마디를 지압하는 식이다.

둘째, 지압 방향을 중요하게 생각한다.

몸의 중심에서 사지 방향으로 퍼지는 파동을 잔잔하게 하기 위해 역파장을 인위적으로 일으킨다. 파장이 잦아들면서 통증이 소멸한다.
아픈 부위에 바로 지압하지 않는다. 파동이 퍼져 나가 부딪친 곳이 지압자리다. 주로 사지에 있다.

파동을 잠재우기 위해서는 인체의 중심(심장) 방향으로 지압하면 된다. 눌러도 안 아프면 뼈 쪽으로 약간 비틀어 지압한다.

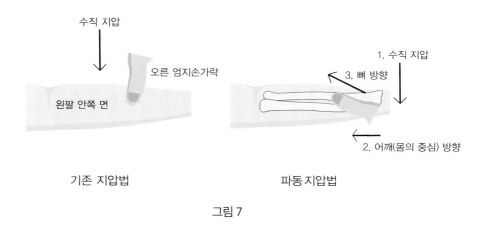

그림 7

기존의 다른 지압법(그림 왼쪽)은 수직 지압, 곧 위에서 아래로 누른다.

파동지압은 위에서 아래로 누르되, 몸의 중심 방향으로 지그시 밀어준다. 다만 근처에 뼈가 있으면 뼈 쪽으로 지압한다. 그래서 45도가 된다.

엄지손가락으로 위에서 아래, 몸의 중심 방향, 뼈 쪽으로 45도 각도로 지압한다(그림 오른쪽).

그림을 보면 오른손 엄지손가락으로 왼쪽 아래팔 안쪽 면을 지압할 때, 기존 지압법(왼쪽)은 단지 위에서 아래로 누른다. 하지만 파동지압법(오른쪽)은 오른손 엄지손가락으로 위에서 아래로 누른 다음 몸의 중심 방향으로 다시 눌러 준다.

팔이기 때문에 몸의 중심 방향은 어깨가 된다. 다리일 경우 몸의 중심 방향은 몸통이다. 발가락일 경우 발목이 되고, 손가락일 경우 손목이 몸의 중심 방향이다.

여기서 지압이 끝나지 않는다. 몸의 중심 방향으로 지압하되, 근처에 뼈가 있으면 뼈 쪽으로 비틀어 지압한다. 그림의 경우 요골이다. 그곳으로 비틀어 지압하면 통증이 극심하다. 제대로 지압했다는 뜻이다.

지압했을 때 압통의 종류는 다양하다. 바늘로 찌르는 느낌, 대못을 박는 느낌 등등 거의 고문 수준이다. 자지러진다. 단 몇 초도 참지 못한다. 통증의 정도는 그만큼 아픔의 크기에 비례한다. 지압을 세게 해서 아픈 게 아니다.

엄지손가락이나 팔꿈치, 발뒤꿈치 등을 사용해도 좋다. 사람이 가진 기운을 이용하므로 더 효과적이다. 특히 손가락은 다른 부위보다 기의 흐름이 많아 더 좋다.
다른 도구는 가급적 사용하지 않는 게 좋다. 도구는 손보다는 감각이 떨어지고 몸에 상처를 낼 수 있다. 상처가 나면 또다시 우리 몸에 파동을 일으켜 나쁜 영향을 주기 때문이다. 뇌가 그곳을 치료하기 위해 용을 쓰는 과민(과잉) 반응을 보이기 때문이다.

도구를 사용한다면 화석이 가진 기운을 이용해 사용하는 것도 좋다.

지압에도 순서가 있다. 인체의 중심에서 먼 곳이 파동이 크기 때문에 치료 효과도 더 좋다. 발이나 손을 먼저 지압한 다음, 다리나 팔을 지압한다.

쓰나미의 피해가 가장 심한 곳이 해안가인 것을 생각하면 이해가 된다. 바다에서 쓰나미가 생겼을 때, 노련한 어부는 항구로 돌아오지 않고, 먼 바다로, 바다의 중심으로 가는 이유가 그래서다.

지압 시간은 아픔의 정도에 따라 차이를 두면 된다.

몸의 상태가 안 좋다면 하루 1~2시간도 좋다. 떼지 않고 계속 지압하면 통증을 견뎌 내지 못하므로 3~5초간 지압했다가, 3~5초 쉬기를 반복하며, 최소 30분을 하되, 많이 하면 할수록 좋다.

아침, 저녁으로 하루 2번 또는 아침, 점심, 저녁으로 하루 3번 나눠서 해도 된다. 한 번 할 때 10~15분 정도 투자하면 좋다. 빨리 고치고 싶으면 시간을 더 늘리면 된다.

셋째, 파동지압법은 파동침법과 마찬가지로 지압을 한 다음에는 지압자리를 풀어 줘야 한다.

이게 기존 지압 방법과 다르다.

지압을 한 다음에는 항상 지압자리도 풀어 줘야 하는 이유는 지압으로 인해 지압(시술)자리가 다시 '새로운' 제1통증이 되었기 때문이다.

뇌는 또다시 지압자리를 '새로운' 제1통증으로 인식해 지압자리로 제3오작동('새로운' 제1오작동)을 일으킨다. 뇌가 그곳으로 또 용을 쓰는 오작동을 일으키기 때문에 그 오작동도 해소해야 하기 때문이다.

반드시 지압자리의 제2통증자리를 지압해서 제일 아픈 통증으로 만들어야 한다. 지압으로 생긴 통증을 풀어 줘야 한다.

명치가 답답하고, 소화가 안 되고, 헛배 부르고, 가스 찰 때 지압자리는 양쪽 아래팔 안쪽 중앙이나 양쪽 종아리 중앙 부위다. 변비 7번 자리다. 이곳을 오래 지압하면 이젠 지압 자리가 아파 온다. 그냥 방치하면 멍이 생기거나 아파서 만지기 싫어진다. 이곳이 '새로운' 제1통증자리가 되었기 때문이다.
따라서 지압으로 인한 부작용(?)을 풀어 줘야 한다. 양쪽 아래팔 안쪽 중앙이나 양쪽 종아리 중앙 부위의 제2통증자리를 자극해 풀어 준다.
아래팔 안쪽 중앙의 제2통증자리는 반대편 둘째손(발)가락 안쪽에서 중간마디뼈의 중앙이다. 손(발)에서 둘째손(발)가락과 넷째손(발)가락이 팔자리인 걸 연상하면 쉽게 찾을 수 있다.

종아리 중앙의 제2통증자리는 반대편 엄지손(발)가락 안쪽에서 중간마디뼈의 중앙이다. 손(발)에서 엄지손(발)가락과 새끼손(발)가락이 다리자리인 걸 연상해도 쉽게 대응해서 찾을 수 있다. 이곳을 지압해서 지압자리(아래팔이나 종아리)를 풀어 줘야 한다.

많은 시간을 지압했을 때에는 반드시 지압(시술)자리를 풀어 줘야 한다. 지압자리를 풀어 주는 시간은 지압(시술)시간의 10분의 1정도가 적당하다.

지압 시간이 10분이라면 지압자리를 풀어 주는 시간은 1분이면 충분하다. 이렇게 지압자리를 풀어 주면 지압자리가 아프거나 멍이 들거나 만지기 싫어지는 현상이 금방 없어지거나 사라지게 된다.

침 맞고 침자리가 아프거나, 멍이 들거나, 신경이나 인대를 건드려 부작용을 호소할 때('새로운' 제1통증), 침자리의 파동자리('새로운' 제2통증)에 침을 놓거나 지압을 하는 것도 이런 원리다. 파동침법도 파동지압법을 참조해 침이나 지압으로, 침으로 생긴 통증을 풀어 주면 된다.

대학교수 때, 전날 밤 야간진료실에서 전공의에게 손(발)가락에 침을 잘못(?) 맞아 신경이 마비되었다고 외래진료실로 찾아와 하소연하거나 난리법석을 피우는 환자나 보호자를 심심찮게 보았다.
그래서 수업 시간이나 의국 회의 때 사지 말단 부위에 가급적 놓지 말고 팔다리같이 무난한 자리에 침을 놓으라고 한 게 기억이 난다.
"아흔아홉 명을 잘 고쳐도 한 명이 탈 나면 그것 때문에 신세를 망친다. 잘 고칠 생각 말고, 탈 나지 않게 조심해라."

파동원리를 진작에 알았더라면 하는 아쉬움이 남는 부분이다.

이 책을 읽고 의료인들은 침이나 주사를 맞아 생긴 통증을 즉각적으로 풀어 주기를 바란다. 일반인들도 굳이 의료인에게 떼를 쓸 게 아니라 스스로 지압만으로 통증이 있는 곳의 파동자리를 지압해서 풀어 주면 된다.
잘 모르면 우리 몸은 좌우 균형이므로 왼쪽 엄지손가락 끝마디가 아프다면 오른쪽 엄지손가락 끝마디를 지압해도 된다.
지압자리(허상의 통증, 제2통증)의 통증이 사라지면 제1통
증도 사라져 완전히 기능을 회복하여 건강해진다.

예를 들면, 아래팔 안쪽 중앙이나 종아리 중앙 부위의 통증
(제2통증)이 사라지면 명치 부위의 통증(제1통증)도 없어져
소화불량이 개선된다.
처음에는 좋아지다가도 치료를 중단하면 다시 명치 부위의
통증(제1통증)이 오는 것이 정상이며(제4오작동), 시술한 자
리의 통증이 완전히 없어지면 모든 것이 해결되어 완치된
것으로 이해하면 된다.

제8장

인체파동원리의 실제 적용

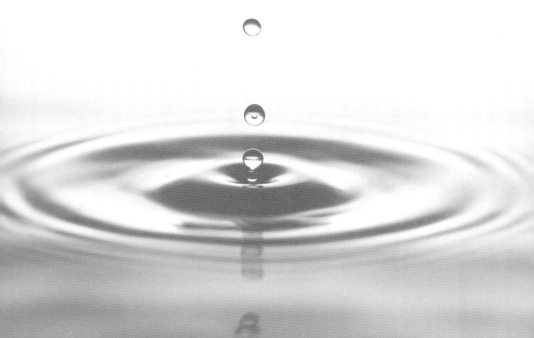

갑작스런 허리 통증

60대 중반의 남성분이다. 1개월 전 허리 통증으로 몇 번 치료받다가 괜찮아져서(?) 치료를 중단하신 분이다.

전날 아침까지만 해도 멀쩡했는데, 11시경부터 갑자기 왼쪽 종아리가 당기면서 허리까지 힘을 못 쓰게 되어 전혀 거동을 못해 양방병원에서 검사한 후, 전에 다니던 한의원이 생각나서 다시 오셨다고 한다.

"통증 때문에 전혀 걷지도 못한다면서, 어떻게 2층까지 올라오셨어요?"

"사위가 여기까지 업어 줘서 올라왔지요."

"그런 열정 때문에라도 반드시 걸어서 내려가게 해 드릴게요."

시술하기 전에 먼저 환자의 상태를 확인하기 위해, 힘들지만 가능한 만큼 서 보라고 했다. 그런데 전혀 옴짝달싹 서지도 걷지도 못한다고 하던 분이 그런대로 선다.

"아니, 서지도 못했는데, 한의원에 오니까 서네."

옆에서 이를 지켜보던 아내가 말했다. 순간 맥이 빠졌다.
치료하기 전(?)부터 좋아지면 극적 효과가 반감되지 않는가.

"여러분! 좀 전까지만 해도 전혀 거동하지 못하던 분이 왜 지금 한의원에서는 설 수 있고, 또 부자연스럽지만, 그래도 걸을 수 있게 되었을까요? 전혀 침도 안 놓았는데……."

"글쎄요. 신기하네요."

"우리 몸이 낫는 이유가 꼭 침을 맞거나 약을 먹어야 낫는 게 아니기 때문이에요. 통증은 환부가 느끼는 게 아니라 뇌가 인지하고, 뇌를 지배하는 게 정신이기 때문에, 정신력의 크고 작음에 따라서 통증을 심하게 느낄 수도 있고, 전혀 느끼지 못할 수도 있는 거예요. '정신일도하사불성(精神一到何事不成)'이 그래서 생긴 거고요.

그렇다면 이 환자분은 의사인 저를 믿고, 신뢰했을까요? 그렇지 않아도 나아요. 물론 저를 믿고 신뢰한다면 더 빨리 좋아지겠지만요…….

저희 한의원 계단이 보통 가파른가요? 여기를 기어서, 업혀서 온다는 건 보통 의지와 노력으로 불가능해요. 그것만으로도 반은 낫는 거고요.

성경에도 있잖아요. 예수에게 어떻게든 거동이 힘든 중풍 환자를 보이려고 지붕을 뜯은 친구들의 믿음이 환자의 병을 고쳤다고…….

이분은 병원에 온 것만으로도, 이 한의원이 가진, 의사가 가진 기운(에너지), 능력을 받을 수밖에 없는 거예요.

여러분들이 흔히 하는 얘기가 있잖아요.
'원장님! 제발 저희들한테 직접 침을 놓아주지 않아도 좋으니, 얼굴만이라도 보여 주세요. 원장님이 한의원에 계시면 분위기가 사는데, 원장님이 안 계신 날은 한의원이 썰렁한 게 마음까지 휑해져요.'

그래서 직접 침을 맞지 않아도, 의사 얼굴만 봐도, 집에선 그렇게 아팠는데, 막상 병원에 가면 덜 아픈 경험을 한두 번쯤은 해 보셨을 거예요. 어떤 에너지 장에 들어오면 그곳의 에너지(기운)의 영향을 받을 수밖에 없는 거예요.

축구 경기에서도 홈 경기는 반은 이기고 들어가잖아요. 우세한 경기력을 갖고도 원정 경기만 가면 홈팀 팬들의 열광적인 응원 때문에 기가 죽어 제 실력을 발휘하지 못하는 것도 이런 기운(에너지), 곧 에너지 장의 지배를 받기 때문이에요.
2002년 월드컵 경기에서 우리나라가 4강까지 진출한 것도 온 국민의 열광적인 성원(에너지 장) 덕분에 평소 실력보다 더 좋은 결과를 낼 수 있었던 거잖아요.

아무튼 침 맞기 전부터 좋아지셨으니, 제가 치료할 맛이 떨어지기는 하지만, 그래도 더 좋아지게 해 드릴 테니 잘 보세요."

먼저 부자연스럽지만 간신히 혼자 일어서고, 한두 발자국 딛기는 하는 정도임을 확인했다.

"지금 어디가 제일 아프세요?"

"왼쪽 오금과 종아리가 당겨요."

신경분절 지배영역으로 봐도 요추 5번, 엉덩이뼈의 문제임을 알 수 있다. 먼저 파동약침으로 왼쪽 오금과 종아리에 해당하는 오른손 엄지손가락 끝마디와 중간마디 근처에 시술한 다음 걸어 보게 했다. 몇 발자국 더 딛기는 하지만, 확연히 좋아졌다고 하기는 이르다.

이제는 파동일침으로 오른손 엄지손가락에서 왼쪽 오금과 종아리, 엉덩이 부위에 침을 꽂았다. 처음보다는 훨씬 잘 걷기는 하지만, "왼쪽 엉덩이가 당겨서 못 걷겠어요." 하신다.

다시 왼쪽 손바닥에서 왼쪽 엉덩이자리를 잡아 드렸다. 좀 낫기는 하지만, 기대치에 미치지 못한다.

옆에서 가슴 졸이며 지켜보던 딸과 사위는 힘든 환자를 고생시키는 나의 행동이 영 못마땅한 표정이다. 그래도 꿋꿋이 치료해 나갔다.

'도대체 무엇이 문제일까? 오금이 당긴다고 해서 오금을 치료했고, 이번에는 엉덩이 부위가 아프다고 해서 엉덩이를 잡았는데……. 그래도 뭔가 산뜻하게 좋아지지는 않으니…….'

문득 왼쪽 팔등에 오래 전에 난 상처가 보였다.

왼쪽 팔등에서 허리에 해당하는 제2통증자리이므로 상처를 치료점으로 잡았다. 좀 나아진 느낌이다. 그러나 확연히 좋아지게 할 수는 없을까 고민하며, 다시 찬찬히 얼굴을 살폈다.

그런데 양미간(兩眉間)에 위아래로 깊게 패인 주름이 한눈에 들어왔다.

앞가슴 **뼈**와 쇄골이 만나는 지점으로 엉덩이와 위장의 제2 통증자리다.

'그렇지. 저기구나.'

오른팔 안쪽의 위장 자리(변비 7번 자리)에 침을 한 개 더 꽂았다.

"자, 이제 걸어 보세요, 어떤가?"

아니나 다를까.

침을 꽂을 때마다 조금씩 나아 보이던 환자분이 그 자리를 꽂자마자 발걸음 딛는 게 훨씬 가볍고 잘 딛는다. 쪼그려 앉기를 시켜도 몇 번씩 수월하게 잘 해낸다. 진단의 중요성이 새삼 느껴지는 대목이다.

침을 맞지 않아도, 지압하지 않아도, 의사의 기운(에너지 장) 안에 들어오는 것만으로도 치료가 되고, 정확한 지식이 선행되어야(진단이 맞아야) 확실히 치료가 됨을 느낄 수 있었다.

환자가 확연히 좋아지는 것을 여러 사람들에게 확인시키고 나서야 체면치레한 기분이 들어 그제야 내 마음에도 여유가 찾아왔다.

그 순간, 이번에는 환자의 왼쪽 눈썹이 오른쪽 눈썹보다 더 치켜 올라가 있는 게 눈에 들어왔다.

왼쪽 눈은 심장의 제2통증자리고, 왼쪽 눈썹은 왼쪽 다리의 그것이다.
"혹시 심장병으로 고생하지 않으셨어요?"
"그렇잖아도 작년에 협심증으로 심장 수술도 받으셨어요."
아내가 답변했다.

결국 어제 갑자기 찾아온 왼쪽 다리와 허리의 통증이 오래 전부터 약해져 온 심장과 위장, 장과 허리 때문에 생긴 것이기 때문에, 출발을 제대로 다스려야 치료가 온전히 이루어진다는 것을 몸소 체험하였다.
아울러 의사는 환자가 아프다고 하는 증상만 좇을 게 아니라, 마음의 여유를 갖고 환자의 아픔을 찬찬히 들여다볼 수 있어야 제대로 진단이 가능하다는 것을 깨닫게 해 준 사건이었다.

직장에도 어떤 일을 처리하는 데 순서와 계통이 있다.
첫째, 담당자다. 둘째, 해당부서 책임자, 예를 들면 과장, 부장이다. 셋째, 최종 책임자인 사장, 회장이다.

파동치료도 마찬가지다.

치료의 1단계는 환자의 아픈 부위에 해당하는 대응(상응)자리를 치료점으로 삼는다.

이분의 경우 왼쪽 종아리, 오금, 무릎이 아파서 왔다. 손발이나 팔다리, 얼굴, 머리에서 이곳의 대응자리를 일차적으로 치료한다.

2단계는 아픈 부위의 위 단계에 해당하는 곳이다.

종아리, 오금, 무릎의 위 단계는 엉덩이, 허리다. 끝마디가 아프면 중간마디, 중간마디가 아프면 뿌리마디를 지압하는 식이다.

아픈 곳에서 몸의 중심 방향으로 신경이나 근육이 다른 부분과 만나는 곳, 예를 들면 신경절이나 한 근육의 끝부분이 치료점이다.

손의 힘을 뺀 상태에서 아래팔 안쪽 가운데 부위를 만지면 손가락이 저절로 구부러진다. 이곳을 치료점으로 삼아 손가락의 문제를 풀어 주는 식이다.

정원에서 수도꼭지에 호스를 연결해 화초에 물을 줄 때 호스 끝에 물이 잘 안 나오는 것은 수도꼭지나 호스 중간에 문제가 생긴 경우다. 우리 몸도 마찬가지다.

3단계는 최종 책임자이다. 내장 기관인 심장이나 위장, 간, 신장, 콘트롤 타워인 뇌가 여기에 해당한다.

이분의 경우 왼쪽 종아리, 왼쪽 오금, 왼쪽 무릎의 최종 책임자는 심장, 뇌, 대장이다. 당연히 이 세 단계를 모두 다스려 줘야 치료가 된다.

파동원리 입문자는 우선 첫째에 집중한다.

다 하려고 하면 힘만 들고, 보이지도 않는다. 시간이 해결해 준다. 1단계만 제대로 해도 반은 낫는다. 거기서 막힐 때 2단계를 생각하고, 3단계를 생각하면 된다.

다만 파동침은 절대 '대응침'이 아니다. 허리 아프다고 허리,

무릎 아프다고 무릎만 생각해서는 안 된다. 균형의 관점에서 봐야 한다. 어디가 원인이 되어 어긋난 균형을 이루고 있는지를 생각해야 한다. 시소의 반대편, 곧 한 몸에서 반대편 끝을 치료점으로 삼아야 한다. 그 한 몸을 어디로 보느냐에 따라 치료점은 다양해진다.

무릎관절염이 중풍의 시초?

개원 초기의 진료 기록이다. 필자의 한의원 단골 할머니가 원장실로 들어오며,

"원장님! 제가 저희 동네 할머니 한 분을 모시고 왔는데, 잘 봐 주세요."

"어떻게 하면 잘 봐 드리는 건데요?"

"그야, 병 고쳐 주면 되지요."

70대 중반의 할머니시다. 7~8년 전부터 오른쪽 무릎 통증으로 고생하시다가 최근 1개월 전부터 왼쪽 무릎 통증이 심해져 오셨다.

"남창규한의원 소문은 들어보셨나요?"

"그럼요. 저희 동네 할머니도 중풍으로 거동이 힘들었는데, 여기서 치료받고는 멀쩡해요."

"그런데 왜 이제 오셨어요?"

"글쎄 말이에요. 그래도 여기 박○○ 할머니가 가자가자 해서 오늘 한번 침 맞으러 왔어요."

"어디를 고치고 싶으신데요?"

"바람 병 예방하려고요."

"그런데 할머니! 침 한 번 맞으면 바람 병이 예방되나요?"

"글쎄요. 그걸 제가 아나요? 의사 양반이 알지."

"중풍이 뭣 때문에 오는지 알아야 예방할 거 아니에요. 제가 말씀 드릴게요. 심장이 약한 사람, 간이 안 좋은 사람, 콩팥이 약한 사람에게 중풍이 와요. 또 목이나 허리, 무릎이나 어깨가 약한 사람에게 중풍이 잘 오거든요. 그럼 이게 좋아지면 중풍을 예방할 수 있겠지요."

"난, 무릎이 안 좋은데……."
"그럼 할머니는 무릎을 고치면 뭐가 치료된다, 뭐가 예방된다고요?"
"바람 병이 예방되겠네요."
"맞아요. 이제 제가 침을 놓아 무릎이 좋아지나, 그대론가 보여 드릴게요. 잠깐 서 보세요."
"무릎과 허리가 아파서 제대로 서 있기 힘들어요."
"제가 침 놓아서 좋아지게 해 드릴게요. 침 놓기 전의 상태를 먼저 확인해야 하니까, 한번 쪼그리고 앉았다가 일어나 보세요."
"무릎이 안 구부러져요. 엉덩이를 땅에 댈 수가 없다니까. 혼자 서 있기도 힘든 판국에. 침 한 번 맞아 되겠어요?"

"할머니! 아까 침 한 번 맞으러 오셨다고 했잖아요. 그러니 침을 놓아 좋아지게 해 드려야 도리 아닌가요?"
제대로 서 있기도 힘들어 하는 데다가 등도 많이 굽어 있다. 간신히 앉아 보려 하지만 도저히 무릎이 굽어지지 않는 상태였다.

그런데 오른쪽 무릎에 해당하는 왼쪽 엄지손가락 중간마디에 커다란 사마귀가 보이지 않는가.

양쪽 엄지발가락이 틀어져 있다. 무지외반증이다.

무릎, 발목, 허리, 목, 심장과 간의 파동자리다.

"이 사마귀는 언제 생긴 거예요?"
"어릴 때에요. 의사 양반이, 언제 사마귈 봤어요?"
"ㅎㅎ. 제가 이 사마귀 보고 할머니 오른쪽 무릎 안 좋은 거 알았잖아요. 양쪽 엄지발가락이 틀어졌네요. 어느 쪽 발가락이 더 틀어졌죠?"
"왼쪽 발가락이요."

"그래서 할머니는 오른쪽 무릎이 안 좋은 거예요.[5]"

"맞아요. 오른쪽 무릎 때문에 7~8년을 고생했어요. 그런데 요즘은 왼쪽 무릎이 더 아픈데…… ."

"그럼 오른쪽 무릎만 약하단 얘기예요, 아니면 왼쪽 무릎도 안 좋단 얘기예요?"

"양쪽 무릎이 다 안 좋아요."

"그 말은 할머니가 무릎만 약하단 얘기예요, 허리도 안 좋단 얘기예요?"

"허리도 안 좋아요."

"오른쪽 무릎이 약한데 오른쪽 무릎을 제때 고치지 않으면, 왼쪽 무릎이 아픈 것은 당연한 거고, 양쪽 무릎이 안 좋을 지경이라면 허리도 당연히 안 좋겠지요. 그럼 할머니 무릎을 고치기 위해서는 어디도 치료해야 된다?"

"허리요."

"할머니, 되게 똑똑하시네요. 어떻게 그렇게 잘 아세요?"

"그야 원장 양반이 얘기해 주니까 아는 거지."

먼저 양쪽 무릎의 파동자리에 침을 놓았다. 손에서는 양쪽 엄지손가락과 새끼손가락의 중간마디다. 발도 똑같다. 물론

---

5) 왼발 엄지발가락 중간마디는 오른쪽 무릎과 간의 제2통증자리다.

허리와 장도 치료했다. 팔등에서 시계 차는 부위로, 요골 쪽으로 눌렀을 때 아픈 곳이 허리자리다. 대개 점이나 상처가 있다. 장자리는 양쪽 팔 안쪽에서 맥이 뛰는 곳으로 맥을 잡는 곳이다.

"어때요?"
"글쎄요. 좀 부드러운 것은 같은데. 잘 모르겠네요."
"그럼 이번에는 등이 굽은 이유이기도 한 위장, 심장과 폐, 흉추를 치료해 볼게요."

위장은 손바닥에서 가운뎃손가락뼈가 끝나는 함몰 부위다. 심장은 왼손에서 왼쪽 손바닥 소부혈 근처다. 폐는 양쪽 소부혈 부위다. 손등에서 둘째손가락 손허리뼈와 셋째손가락 손허리뼈 또는 셋째손가락 손허리뼈와 넷째손가락 손허리뼈가 갈라지는 곳이 경추 7번이다. 척추는 가운뎃손가락을 기준으로 경추 7번 자리에서 손목까지 흉추 12개, 요추 5개, 천추 1개를 고려해 각등분하면 된다. 발도 마찬가지다.

"어때요?"
"아까는 오금이 안 붙었는데, 좀 붙는 기미는 있는데, 글쎄요."

옆에서 지켜보던 다른 환자분들은 웃으며,

"그래도 침 맞기 전보다는 많이 좋아졌고만."

그 얘기가 나오기 무섭게, 그 할머니께서는 "글쎄, 좀 낫지요?" 하신다.

"그걸 저한테 물어봐야 아시나요?"

"좀 낫네요." 할머니께서 대답하셨다.

"조금 나아요? 그거 가지고는 제가 성이 안 차지요. 이번에는 다시 허리, 무릎자리에 침을 놓아 볼게요."

허리의 파동자리는 양쪽 손목 · 발목 · 손(발)가락 끝마디다. 무릎의 파동자리는 양쪽 엄지손(발)가락 중간마디와 양쪽 새끼손(발)가락의 중간마디다. 이외에 양쪽 손(발)가락의 끝마디와 손(발)톱 끝의 중간(끝마디뼈의 중간) 부위들이 여기에 해당한다.

"자, 이제 한번 앉았다가 일어나 보세요. 어떤가요?"

자연스럽게, 아주 수월하게, 오금이 붙으면서 앉았다가 일어나셨다. 여기저기서 탄성이 쏟아졌다. 젊은 학원선생님은 핸드폰으로 이 장면을 찍기까지 했다.

자신만만한 목소리로, "어때요?" 하고 물으니

"많이 좋아졌어요. 어머, 신기해라."

"이 할머니께서 침 맞고 무릎이 좋아지고, 허리가 편해지고 굽었던 등이 펴졌다면 결국 어디를 치료한 거예요?"

"바람 병요."

"맞아요. 그럼 바람 병 예방이 이것으로 끝난 건가요?"

"아니요."

"그럼 어떻게 해야 하죠?"

"열심히 다녀야겠지요. 약도 먹으면서."

돌아서서 원장실로 들어가려는데, 그 할머니께서 말씀하셨다.

"그런데 원장님! 침은 매일 맞아야 하나요?"

내원 초기에는 침을 매일 맞아야 한다.

"밥은 매일 먹나요?"의 답과 같다. 배불러도, 어쩌다 한 끼를 굶어도 다음 때에는 먹어야 한다.

우리 몸은 끊임없이 오작동의 파동이 쳐 오고 있다. 지금도 늙어 가고, 병들어 간다. 아프지 않다고 안 아픈 게 아니다.

꾸준히, 조금씩이라도 치료받아야 한다.

의료보험 재정의 한계로 치료 횟수가 제한받는 게 안타깝다. 이 병원 저 병원 돌아다니는 의료 쇼핑과 분명히 구분되어야 한다. 미병(未病)일 때 대병(大病)을 예방하는 지혜를 의료 쇼핑으로 매도해서는 안 될 것이다.

실제 필자의 한의원에서는 혈압약, 당뇨약, 우울증약, 호르몬제를 먹다가 줄이거나 중단하게 된 환자들이 적지 않다. 또 이 병원 저 병원 다니던 환자들이 한 곳에서 해결할 수 있게 되었다. 의료 비용 절감의 효과가 있다. 또 입원이나 수술 같은 고비용을 들이지 않고도 예방하는 효과도 있다. 한 환자 당 총진료비를 따지면 한 군데에서 꾸준히 치료받는 게 의료 재정의 절감 효과가 더 크다고 본다. 그래도 시간을 내기 어렵다면 여건에 맞출 따름이다. 아니면 스스로 지압만이라도 열심히 하자. 그래도 낫는다. 아니 지압이 침보다 더 효과가 있다.

노안(老眼)

질문) 저는 48세 남자입니다. 올해부터 컨디션이 좋지 않은 날이면 돋보기를 쓰고 책을 봐야 할 정도가 됐습니다. 컨디션 좋을 때는 괜찮고. 노안이라 생각하고 제가 그럴 만한 나이가 됐다고 생각하고 있었는데, 〈인체파동원리〉 카페의 글들을 읽어 보니 노안도 질병일 따름이라는 생각을 하게 되었습니다. 제가 예전처럼 안경을 쓰지 않고 잔글씨로 되어 있는 문서나 책을 볼 수 있을까요?

답변) 노안은 인체파동원리로 충분히 치료 가능한 질환입니다. 아래의 글은 〈인체파동원리〉 카페 초창기 체험담입니다.

저도 나이가 되었는지 한 달 전부터 갑자기 노안으로 글이 잘 보이지 않게 되었습니다. 이제 쉰을 바라보고. 벌써 노안이 오나 생각하니 참으로 갑갑했습니다. 성경 글이 잘 보이지 않아서 틀리게 읽거나 더듬거리는 모습을 본 아내가 안경을 착용할 것을 여러 번 권유했습니다.
그러던 중에 우연히 박종부 선생님을 방문하게 되었습니다. 노안으로 작은 글은 보이지 않는다고 하니, 지압자리를 설명하여 주고는 최소 30분 정도는 확인이 필요하므로 치유점을 지압하였습니다.

집으로 돌아가서도 자주 정확한 위치에 맞게 시술하기를 권유받았으나, 사실 저는 더 이상 지압을 한 적이 없습니다만 그날 이후로 글자가 선명하게 보이고 심지어 신문의 작은 글자도 잘 보였습니다.

이렇게 기쁜 날들을 보내던 중에 갑자기 눈이 침침해지며 물체가 두 개로 보이는 것입니다. 사람이 두 명으로 보이니 얼마나 황당했겠습니까? 당해 보지 않은 사람은 그 심정을 모르실 것입니다.

하지만 예전에 눈을 치유한 시술자리를 기억하여 대략 5분간 아픔을 참고 혼자서 지압을 했습니다. 이런 기적을 체험한 저도 놀랐습니다. 두 개로 보이던 물체가 하나로 보이기 시작하더니 완전히 일치하는 데 겨우 5분이 되기 전에 일어난 일입니다! 생각하면 할수록 신비롭고 감사합니다.

_경남 밀양 50세 김○○

이처럼 카페 체험 사례를 보시면 단 한 번의 시술로도 눈이 밝아진 사례들이 나와 있습니다. 다만 눈 자체, 곧 시신경만의 문제가 아니라 뇌의 긴장과 압박, 목의 혈류(血流)의 문제, 심장과 간의 기능 저하 등 복합적인 문제의 산물이므로 지속적인 치료와 관리가 필요합니다.

노안에 좋은 지압자리는 양쪽 가운뎃손(발)가락의 끝마디입니다. 손끝의 중충(中衝)혈 근처를 만졌을 때 제일 아픈 자리를 만져도 효과가 좋습니다.

가운뎃손(발)가락에서 손(발)톱의 반대편(지문)이 얼굴에 해당하는 파동자리입니다. 제일 뾰족한 곳이 코입니다. 그 옆으로 손(발)가락 끝 방향으로 약간 들어간 곳이 눈입니다. 얼추 대응해서 자리를 잡으면 되겠습니다.

이곳을 하루에 아침, 저녁 2번씩 회당 20~30분 정도 지압하시면 좋은 결과가 옵니다. 이곳을 지압한 후 가운뎃손가락의 끝에 해당하는 반대편 둘째발(손)가락 끝부분을 2~3분 정도 눌러 주면 지압으로 인한 멍이나 통증을 예방할 수 있습니다.

노안뿐만 아니라 눈(안구) 건조, 눈(안구) 통증, 백내장, 녹내장, 황반변성도 똑같습니다.

안구 통증

질문) 눈이 쉽게 충혈이 되며, 눈이 튀어나올 듯하고, 양편 두통과 함께 뒷목이 뻐근합니다. 한의원에서는 간에 열이 차고 신장이 부실해서 그렇다 하더군요. 눈이 너무 아프고 속도 더부룩해요. 어떻게 해야 하나요?

답변) 안구 통증의 원인은 다양합니다. 안압이 높아서 생기기도 하고, 시신경이나 시력 저하, 도수가 맞지 않는 안경 착용이나 안과 수술 후에 생기기도 합니다. 특히 머리뼈 안의 뇌압이 높아져서 생기는 두개강 내압 항진에 의한 증상인 두통, 구토, 어지럼증과 함께 뇌종양이나 뇌혈관질환(뇌출혈, 뇌경색)에서 나타나기도 합니다.

눈이나 머리, 얼굴로 신경이나 혈류를 공급해 주는 곳은 경추 1, 2번이므로 이곳에 문제가 생겼을 경우에도 안구 통증이나 두통, 어지럼증, 뒷목이 뻣뻣한 증상이 나타날 수 있습니다.

또한 경추 1, 2번의 문제는 인체파동원리로 보면 직접적으로 요추 4, 5번의 문제를 야기해 허리 통증이나 전립선, 방광의 문제를 유발할 수도 있습니다. 파동은 끝에서 끝으로 치기 때문에 척추를 하나의 몸으로 보면 이해가 될 겁니다. 따라서 파동자리는 끝과 끝이 같은 효과를 내는 치료자리입니다.

그리고 경추 7개, 흉추 12개, 요추 5개(합 24개)이므로 이들의 중간인 12에 해당하는 흉추 5, 6번의 문제를 야기해서 간이나 위장 장애를 유발하여 속이 메슥거리거나 더부룩한 소화불량 증세(오심, 구토, 헛배 부름, 가스 참, 어지럼증 등)를 야기합니다.
흉추(12개)와 요추(5개)를 하나의 몸으로 보면 중간인 흉추 9번의 문제를 야기하므로 부신(신장)과도 관련이 깊습니다.

따라서 안구 통증과 두통을 치료하기 위해서는 일차적으로 뇌와 목의 긴장과 압박을 풀어 주어야 합니다. 또한 왼쪽 눈은 심장, 오른쪽 눈은 간에 해당하므로 심장과 간, 위장을 풀어 주어야 합니다. 그리고 부신(신장)도 함께 치료하면 좋습니다.

스스로 할 수 있는 지압자리를 가르쳐 드리면, 얼굴에 해당하는 오른쪽 상박부 안쪽에서 어깨와 팔꿈치의 정중앙 부위 제일 돌출된 곳(코자리)과 바로 윗부분의 함몰된 곳(눈자리)을 왼손 엄지손가락으로 지압하세요. 유난히 아픈 곳이 치료해야 할 자리이므로 이곳을 중심으로 지압하시면 안구 통증과 두통, 속이 더부룩한 증상이 개선됩니다.

이곳을 지압한 다음 왼발(손)에서 오른쪽 상박부 안쪽에 해당하는 둘째발(손)가락 안쪽 면에서 중간마디와 뿌리마디의 중간(뿌리마디뼈의 중앙)을 지압하면 지압으로 인한 통증이나 멍을 풀어 줄 수 있습니다.

왼손(발) 둘째손(발)가락이 오른팔에 해당하고, 뿌리마디뼈 가운데가 상박부 안쪽 면으로 얼굴, 그 중간이 코에 해당하기 때문입니다.

비염(축농증, 코감기)·후각 장애

시도 때도 없이 콧물이 주르르 흘러서 손수건이나 화장지로 연신 닦아 내야 한다. 재채기, 콧물, 코막힘은 늘 있는 일이다. 머리도 아프고, 매사 의욕도 없고, 집중도 안 된다. 비염은 말 그대로 코에 생긴 염증이다. 코감기, 축농증, 알레르기성 비염이 여기에 해당한다.

기존 의학에서는 세균, 바이러스, 허약체질, 알레르기(먼지, 진드기, 털, 꽃가루, 식품 등) 등으로 구별하지만, 인체파동 원리에서는 코에 왜 염증이 생길 수밖에 없는지에 대해 고민한다.

알레르기성 비염, 천식, 아토피를 같은 질환으로 보는 이유가 뭘까.

결국 발병 원인이 비슷하기 때문이다. 인체파동원리에서는 외부로부터 공기를 받아들이는 일차 관문인 코 점막의 기능 저하로 뇌에서 이곳으로 과도한 힘(에너지, 혈류)을 보내기 때문에 문제가 생긴 것으로 본다(제1오작동).

우리 몸에서 이런 외부의 물질에 반응하고 처리하는 곳이 림프계와 같은 면역 체계다. 뇌에서는 뇌하수체, 목에서는 편도선 · 갑상선, 몸통에서는 흉선 · 부신 · 신장 · 비장 · 림프절 등이 관여한다. 따라서 이들 장기의 기능을 원활하게 도와주어야 한다.

아울러 호흡을 담당하는 호흡기계, 곧 폐와 기관지도 함께 치료하면 좋다. 또한 코는 인체파동원리로 보면 하나의 몸이 된다. 돌출된 것은 모두 몸 하나가 그려지기 때문이다. 또한 그 몸은 동시에 머리가 된다. 비염을 앓게 되면 머리가 맑지 않으니 매사 의욕이 없고, 집중력이 떨어질 수밖에 없다.
또한 콧대는 척추에 해당한다. 코끝은 머리, 양 날개가 팔에 해당한다. 광대 라인을 따라 팔자(八字)가 그려지는 선도 양팔에 해당한다. 따라서 척추를 비롯한 전신 장기의 기능도 바로잡아야 근본 치료가 가능하다. 그래서 치료가 쉽지 않은 것이다. 어느 정도 좋아졌다고 치료를 중단하면 뇌의 오작동에 의해 반드시 재발할 수밖에 없다.

감기나 비염을 앓고 나서 냄새를 맡는 후각 신경이 손상되어 냄새도 못 맡고 음식 맛도 느끼지 못하는 후각 장애도 비염에 준해서 치료하면 된다. 인체파동원리로 효험을 보는 질환 중 하나다. 냄새나 맛을 못 느끼면 즉시 인체파동원리의 도움을 받으면 빨리 효과를 볼 수 있다.

간단히 할 수 있는 지압자리는 양 가운뎃발가락 끝마디와 중간마디 전체를 돌아가면서 지압하면 된다. 경추 1번과 경추 2번이 코를 지배하기 때문이다. 시간이 되면 가운뎃발가락에 해당하는 반대편 엄지손(발)가락 끝부분을 지압해 지압으로 인한 통증이나 멍을 풀어 주면 된다.

치통

질문) 이가 아프다가 안 아프다가 반복돼서 치과를 방문했는데 치과의사 선생님께선 아무 이상이 없다고 하는데, 전 정말 치통이 오면 아파서 죽겠어요. 고2라 시험도 얼마 안 남았는데. 수업 시간에 아프면 정말 죽고 싶어요. 이유 없는 치통 왜 그런지 도와주세요.

답변) 치통의 원인은 다양합니다. 단순히 충치와 같은 치과에 국한된 질환만의 문제가 아니라는 것이지요. 우리 몸은 '치아도 몸 하나(인체파동원리에서 돌출된 것은 모두 몸 하나)'이며, 전신과 유기적으로 연결되어 힘(에너지)의 균형을 이루고 있습니다.
따라서 전신의 이상은 곧 치아의 이상으로 반영되는 것입니다.

치아가 아프면 우리 몸 어디의 문제인지를 찾아봐야 합니다.

그런 지식은 의사만이 갖고 있는 전문 지식이 아니라 일반인도 충분히 가져야 할 보편적인 상식입니다.

첫째, 치아가 몸 하나이므로 그 몸은 또한 머리가 됩니다.

우리 몸에서 제일 중요한 게 명령을 내리고 받아들이는 뇌이기 때문이지요. 따라서 뇌의 긴장과 압박(정신적인 스트레스나 육체의 지나친 피로)을 먼저 풀어 주어야 합니다.

둘째, 턱관절은 허리와 다리에 해당하므로 허리나 무릎, 발목과 같은 척추의 이상을 시정해야 합니다.

셋째, 입은 장(대장, 직장, 항문)이 됨과 동시에 생식기에 해당하므로 이와 관련한 이상을 의심해 봐야 합니다.

소장이나 대장의 이상과 함께 자궁이나 난소, 방광과 같은 질환의 이상 유무도 살펴야 합니다. 그래서 생리를 전후해서 치통이 더 생길 수 있습니다. 또한 장은 위장과 함께 하나의 시스템으로 움직이기 때문에 위장도 다스려야 합니다. 에너지 흡수 체계에서 한 몸의 시작과 끝이기 때문입니다.

넷째, 윗니는 팔, 아랫니는 다리에 해당합니다.

양쪽 윗어금니는 어깨, 양쪽 아래어금니는 고관절에 해당합니다. 오른쪽 윗어금니는 오른쪽 어깨, 오른쪽 아래어금니는 오른쪽 허리에 해당하고, 앞니 중 윗니는 손목, 아랫니는 발목에 해당합니다. 치통의 부위와 인체를 대응하면 관절의 어느 부위가 약한지 유추가 가능합니다.

그래서 인체파동원리로 보면 허리 치료자리가 치통을 다스리기도 하고, 무릎관절염에 특효한 혈이 치통에도 특효가 되기도 할 뿐 아니라, 두통을 다스리면 치통도 개선이 되는 것입니다. 당연히 위장이 좋아지면 치통도 좋아지기도 하고요.

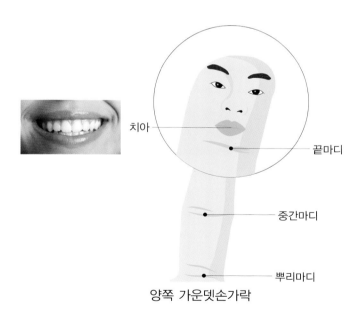

치아
끝마디
중간마디
뿌리마디
양쪽 가운뎃손가락

그림 8-1 양쪽 가운뎃손가락에서 얼굴의 파동자리

스스로 간단히 할 수 있는 지압자리를 가르쳐 드리겠습니다. 가운뎃발(손)가락 끝마디뼈 안쪽에서 지문이 얼굴이고 얼굴을 지배하는 신경이 목뼈(경추)에서 나오므로 왼발에서 목뼈에 해당하는 왼발 가운뎃발가락 끝마디(경추 1번도 되고 손톱이 뒤통수가 되므로 목뼈 전체도 된다)를 돌아가며 지압한 다음, 왼손(발) 새끼손(발)가락 끝부분을 지압해서 풀어 주면 됩니다.

왼손(발)이라는 한 몸에서 왼손(발) 새끼손(발)가락 끝부분(제2통증자리)이 왼발 가운뎃발가락 끝마디(제1통증자리)이기 때문입니다.

발달장애

질문) 6살 손자가 말이 늦습니다. 4살 수준이고요. 병원에서 발달장애 진단을 받고 1주일에 1시간씩 언어 교정 치료 중입니다만 크게 달라진 게 없습니다. 도움을 주시기 바랍니다.

답변) 발달장애는 몸과 정신의 발달이 또래의 정상적인 아이에 비해 현저히 떨어진 상태를 말합니다. 이러한 발달장애는 뇌의 기질적인 병변이나 정신적인 문제, 부모의 약물 중독이나 스트레스, 유전 등의 여러 요인으로 생깁니다.

대표적인 증상은 어떤 사물이나 대화를 이해하고 판단하는 능력과 언어 구사력이 떨어집니다. 따라서 밤에 잠을 못 이루고, 자주 보채고 울며 사소한 자극에도 쉽게 반응을 보일 뿐 아니라 새로운 것을 싫어하고, 반복적인 행동이나 움직임을 보이며, 또래 아이에 비해 말이 늦고, 팔다리의 근력이 떨어져 걷기나 자세에 이상이 있어 까치발로 걷기도 합니다.

한의학에서의 '오지(五遲)'와 '오연(五軟)'이 여기에 해당한다고 할 수 있습니다. '오지'는 어린아이의 발육이 늦은 다섯

가지 병증으로 서는 것이 늦는 입지(立遲), 걷는 것이 늦는 행지(行遲), 머리카락이 더디게 자라는 발지(髮遲), 이빨이 늦게 나는 치지(齒遲), 말이 늦는 어지(語遲)를 말합니다.

'오연'은 머리와 목을 잘 가누지 못하고, 손발과 근육 조직이 무력하며 입 주위의 감각이 떨어지고 침을 흘리는 증상을 말합니다.

모두 발육이 늦어지고 지적 능력이 떨어지는 것을 일컫습니다.

인체파동원리에서 보는 발달장애의 원인은 주로 선천적으로 타고난 유전적인 요인과 다른 가족에 비해 특정 질환에 잘 걸리는 가족력을 가진 상태에서 태어나 후천적인 영양 섭취의 불균형과 성장 환경의 부조화가 종합적으로 영향을 미친다고 봅니다.

부모가 외견상 정상적인 신체와 정신의 발달을 보이고 있다 하더라도, 인체파동원리에 의하면 뇌의 오작동으로 인해 건강하지 못한 부모일 가능성이 높습니다.

대개 심장이나 간, 신장 기능이 저하된 상태에서 우리 몸에서는 건강하지 않은 상태를 정상으로 인식하는 오작동 속에서 건강하지 못한 정자와 난자의 수정으로 이어져 발달이 늦은 아이로 태어난 것으로 원인을 추정해 볼 수 있습니다.

이러한 장애 요인은 주로 뇌와 정신이 크게 관여하므로 아이로 하여금 정신적인 스트레스를 받지 않도록 각별히 유의해야 합니다.

또한 부모가 느끼는 불안과 초조, 두려움의 심리적인 요인을 제거하는 치료도 동시에 이루어져야 합니다. 부모도 함께 치료를 받아야 한다는 얘기입니다.

엄마나 아빠가 아이의 발달장애에 대해 불안하고 두려워하게 되면 아이가 받는 정신적인 스트레스는 가중되어 더욱 악화되는 뇌의 오작동을 보이게 됩니다.

먼저 이 질환은 건강하지 못한 부모에게서 비롯된 것임을 솔직히 받아들이고, 충분히 치료 가능한 질환이라는 것을 이해시키는 노력이 중요합니다. 곧 부모와 아이 모두 뇌의 과도한 긴장을 풀어 주는 게 선결 과제인 것이지요.

동시에 '건강한 육체에 건전한 정신이 깃든다'라는 말에서 보듯 먼저 신체 발달에 장애가 되는 요인을 제거해 주면 됩니다.

대체로 뇌와 정신의 발달이 늦어지게 되면 우리 몸에서 인지하기를 척추와 근골격의 발달도 늦어져야 균형을 이룬다고 생각해 신체적인 발달도 동시에 떨어지게 됩니다.

따라서 척추와 근골격의 정상적인 발육이 뇌와 정신의 건강한 발달로 이어진다는 것을 이해하고 척추와 관련한 모든 부분(목, 허리)을 치료하면 됩니다.
아울러 성장에 필요한 음식을 골고루 균형 있게 섭취하도록 함과 동시에 아이의 육체와 정신의 부조화가 주된 요인임을 인식하고 척추와 뇌, 특히 뇌하수체(경추 1번)와 관련한 인체의 부분을 집중적으로 치료하면서 오장육부의 기능 장애도 함께 치료하면 충분히 치료가 가능합니다. 피를 저장하는 간자리를 지압해도 효과가 좋습니다.

간단히 할 수 있는 지압자리를 가르쳐 드리면, 양쪽 가운뎃손(발)가락 끝마디(뇌, 뇌하수체, 경추 1번)를 둘러 가며 지압을 합니다.
아울러 위장에 해당하는 변비 7번 자리인 양쪽 팔 안쪽에서 가운데 부위나 종아리 중앙 부위를 지압하면 좋습니다.

딸꾹질

7살 남자아이가 치료받는 엄마를 따라 필자의 한의원에 왔다. 딸꾹질을 쉴 새 없이 해댄다.

"너 언제부터 딸꾹질을 했니?"

"아까 차에서 내리고 난 뒤부터요. 딸꾹!"

"내가 고쳐 줄까?"

그런데 아이나 엄마 모두 반응이 시큰둥하다. '그게 침 맞아서 나을까.' 그냥 놔두란 표정이다. 내가 더 안달이 나서 "침으로 고쳐 줄게." 하였다.

찬찬히(그냥 '흘깃'이란 표현이 더 어울리겠다) 얼굴을 보니 미간(오른쪽 눈에 치우쳐)과 오른쪽 콧날(鼻翼)에 긁힌 상처가 있다. 오른쪽 어깨와 간이 연상되었다.

딸꾹질은 횡경막의 경련으로 위장과 간의 긴장과 압박이 일차적인 원인이고, 후두골과 목의 긴장도 원인일 것이다.

우선 간의 긴장을 풀어 주기로 하였다. 머리에서 간에 해당하는 자리(척추라인은 뒤통수 쪽이 목, 이마 쪽이 허리다)에 침을 한 개 꽂은 다음, 오른팔을 걷고 일분일침요법으로 간과 위장을 치료하였다. 아래팔 안쪽의 중앙 부위다.

'아무리 효과가 뛰어난들 침 한 방에 금방 딸꾹질이 멎을까.'

약간은 불안한 마음으로 그러나 당장은 풀리지 않더라도 조만간 풀릴 것이라는 기대감을 가진 채 약간 자신감이 떨어지는 목소리로 물었다.
"어떠니?"
"괜찮아요. 멎었어요."
속으로 '어, 진짜 되네. 침 꽂자마자 바로 멎다니. 이걸 보고, 침 맞아서 풀린 거라고 누가 믿을 수 있을까.'
아니나 다를까. 엄마는 전혀 무표정이다. 아예 아이의 딸꾹질에 전혀 관심이 없다. 그냥 나 혼자 '딸꾹질도 침 한 방에 멎는구나. 이것도 금방 되네.' 확인한 걸로 만족해야 했다.

질문) 현재 구안와사로 2달째 고생하고 있는데, 어제부터 딸꾹질이 나오더니 이틀 동안 멈추질 않네요. 무섭습니다. 이게 무슨 증상인지……. 인터넷 검색을 하니 뇌에 이상이 생겨서 그렇다고 하던데, 어떻게 하면 좋을지 답변 부탁드립니다.

답변) 질문하신 분에게 생긴 딸꾹질의 구체적 원인은 직접 봐야 알겠지만, 2개월 전에 생긴 구안와사와 관련이 깊습니다.

딸꾹질의 원인은 횡격막의 경련, 뇌, 그중에서 연수(숨뇌)의 긴장과 압박으로 인해 생깁니다. 인체파동원리에서도 위장과 간, 횡행결장의 압박과 함께 뇌와 목의 긴장으로 인해 생긴다고 봅니다. 따라서 질문하신 분의 딸꾹질과 구안와사도 결국 이곳을 치료해야 완치됩니다.

혼자 할 수 있는 지압자리를 가르쳐 드리겠습니다.
오른 아래팔 안쪽에서 팔꿈치와 손목의 정중앙 부위(위장과 간의 제2통증자리다, 변비 7번 자리이기도 하다)를 왼손 엄지로 지압하세요.
이곳을 지압한 다음, 오른손에서 오른 아래팔 안쪽에 해당하는 오른손 넷째손가락 안쪽에서 끝마디와 중간마디의 중앙(중간마디뼈의 한가운데) 부위를 지압하면 지압으로 인한 통증을 풀어 줄 수 있습니다.

야제(야경)

야제(夜啼)는 밤에 잠을 안 자고 밤새 우는 것을 말한다. 야경(夜驚)은 야제의 원인을 놀란 것으로 봤다는 뜻이다.

갓 돌이 안 된 여자 아이를 안고 젊은 엄마가 내원하였다.
"원장님, 제 아이가 놀란 것 같아요. 얼마나 놀랐는지 맥 좀 잡아 주세요."
"글쎄요. 조금 놀라나 많이 놀라나 놀란 것은 매한가지인 것 같은데. 왜 놀랐다고 생각하세요?"
"두 살 터울의 오빠가 시샘을 해서 자꾸 꼬집고 때려요. 그래서 놀란 것 같아요."

말 못하는 갓난아기가 아파서 한의원에 오면 한의사는 어떻게 진맥할까?
말이 안 통하기는 엄마랑 똑같다. 그런데도 갓난아기의 병력을 알 수 있는 정보는 무궁무진하다.

첫째는 엄마다.

가만히 있어도 엄마가 알아서 아기의 아픈 곳과 병명을 족집게처럼 잘도 집어낸다. 왜 그게 가능할까. 내 몸보다 자식을 더 사랑하기 때문이다. 그래서 사랑하면 보이는 법이다. 그런데도 엄마는 의사가 용해서 자기 아이의 아픈 병을 찾아내는 줄 안다.

둘째는 아이의 생김새다.

눈 밑의 다크써클이 심하다. 눈도 토끼눈이다.

간의 긴장과 압박이 심하다는 얘기다. 간이 콩알만 해졌다는 뜻이다. 토끼눈을 보고 겁이 많다고 한다. 이따만한 간이 쓸개만큼 작아져 쪼그라들었다는 거다. 상황에 대처할 능력이 부족하다는 거다. 그 능력은 다름 아닌 피의 양에 좌우된다. 피가 너무 부족해 쪼그라들었다는 거다. 토끼눈 같이 크다는 얘기는 그만큼 사물을 보고 판단할 능력이 떨어져 눈을 키워서라도 제대로 보겠다는 거다.

반대로 겁이 없는 사람을 '간덩이가 부었다'고 얘기한다.

콩알 만한 쓸개가 간만큼 커져서 겁을 모른단 얘기로 피가 넘치다 보니 제 분수도 모르고 겁도 없이 설친다.

생긴 대로 아플 수밖에 없다. 아이러니하게도 엄마도 다크써클이 심하다. 아픔이 대물림 되었다는 얘기다. 단순히 오빠가 괴롭혀서 아기가 놀란 게 아니라 평소 잘 놀라고 신경이 예민한 엄마를 뱃속에서부터 보고 컸기에 그런 엄마를 똑같이 닮고 태어난 오작동(에너지 틀의 복제) 탓이 크다.

한의원에 가장 많이 내방하는 아이들의 주된 증상이 이런 원인불명(?)의 야제(야경)다. 그러나 이유 없는 결과는 없다. 사물을 보고 판단하는 뇌(정신)의 인지 기능 저하가 주된 원인이다.

이런 뇌의 활동은 피의 양에 의존한다. 피를 저장하고 있다가 적재적소에 보내고, 불필요한 것들을 해독하는 간이 힘들 수밖에 없다.

갓난아기는 임신 중에는 탯줄을 통해 영양을 공급받지만, 출생 후에는 입을 통해 영양을 공급받아야 한다. 스스로 해결할 수도 없다. 전적으로 보호자의 도움을 받아야 가능하다. 의사 표현의 수단은 오로지 울음(소리)뿐이다.

울음은 관심을 가져 달라는 아우성이다.

한의원에 와서 의사 얼굴만 봐도, 아니 한의원에 들어오기만 해도 그렇게 보채던 아이가 조용해진다. 불편했던 집의 환경에서 벗어나 새로운 환경(변화된 에너지 틀)에 들어왔기 때문이다.

침이나 지압, 써클테라피만으로도 큰 효과를 볼 수 있다.

무조건 응급실로 달려갈 일은 아니다.

위장, 간, 머리 자리인 변비 7번 자리를 지압하거나 시계 방향으로 동그라미만 그려도 효과를 본다. 굳이 따고 싶다면 머리에 해당하는 가운뎃손(발)가락 끝을 가볍게 따 주면 된다. 굳이 피를 많이 내지 않아도 된다.

아이의 건강은 엄마 하기 나름이다.

테니스 엘보(팔꿈치 통증)

질문 1) 몇 달 전부터 오른팔 팔꿈치 부분에 테니스 엘보가 왔습니다. 수저를 못 들 정도로 심해져서 정형외과에서 뼈 주사를 맞고 한 달 정도 쉬고 나서 다시 테니스를 시작했는데 팔꿈치가 뻐근하고 팔꿈치 부분을 누르면 통증이 심합니다. 치료 방법을 알려 주면 고맙겠습니다.

질문 2) 제가 하는 일이 손동작을 많이 하는 일이라서 그런지, 정형외과에 몇 번 가 보고, 침도 맞아 보고 했지만 효과가 없네요.

나으려면 아예 팔을 쓰지 않아야 한다니, 가정주부가 어찌 팔을 안 쓸 수가 있겠습니까? 너무 아프기도 하고, 또 일을 보면 안 하고는 안 되고. 오른쪽 팔꿈치 바깥쪽 튀어나온 부분이 너무 아파요. 아프니까 냉찜질을 했다가 밤에는 주무르기도 합니다. 한 손으로 물건을 들 때 아프고, 무거운 건 전혀 들지 못해요. 칫솔질할 때 제일 아파요. 침을 맞거나 지압을 하면 통증이 사라질까요?

답변) 테니스를 쳐서 생기는 팔꿈치 통증만을 테니스 엘보라고 부르는 것은 아닙니다. 주로 팔을 많이 쓰는 운동이나 작업을 할 때 자주 발생하기 때문에 통칭 테니스 엘보라고 부르는 것이지요.

기존 의학에서는 팔꿈치의 인대 손상이냐, 염증이냐, 뼈의 이상이냐를 따지지만 인체파동원리에서는 팔꿈치 통증이 단순히 과격한 운동이나 자세 이상으로만 유발되는 것이 아니라고 봅니다.

권투 선수가 팔꿈치를 몸에 밀착하는 이유가 복부와 가슴을 보호하기 위한 목적이듯, 팔꿈치는 결국 심장이나 간·폐와 같은 내장 기관(오장육부)을 보호하기 위해 존재하는 것이지요. 따라서 오른쪽 팔꿈치의 통증은 일차적으로 팔꿈치 자체의 이상을 알려 주는 동시에 목과 어깨의 긴장과 함께 간 기능 저하를 암시하는 것입니다. 팔다리가 아프면 오장육부를 함께 다스려야 하는 이유입니다.

입문자는 일차적으로 가장 아픈 팔꿈치 부위를 치료함과 동시에, 그래도 통증이 완전히 해결되지 않으면 이차적으로 목과 어깨, 그리고 위장이나 간을 치료점으로 잡습니다.

우선 오른쪽 팔꿈치 바깥쪽이 제일 아프면 왼발(손)에서 그곳의 대응자리인 왼발(손) 둘째발(손)가락의 중간마디 바깥쪽(오른쪽 팔꿈치 바깥쪽의 제2통증자리다)을 지압하면 즉각적으로 통증이 개선됨을 눈으로 확인할 수 있습니다.

구체적인 자리를 모르면 손으로 만져 유난히 아픈 부위가 있다면 그곳을 지압하면 됩니다.

왼쪽 팔꿈치 바깥쪽이 아프면 오른발(손)에서 그곳의 대응자리인 오른발(손) 둘째발(손)가락의 중간마디 바깥쪽을 지압하면 됩니다.

변비 7번 자리도 함께 지압하면 좋습니다.

아울러 손발에서 팔꿈치를 지배하는 경추 4~5번에 해당하는 대응자리를 눌러 줍니다.

손목 통증: 신전불리(伸展不利)

40대 중반 남성분이 내원하였다. 전날 망치질을 무리하게 한 뒤로 아침에 자고 일어났더니 오른 손목이 뒤로 젖히지 않는 신전불리 증상으로 왔다. 평소에도 허리가 안 좋았는데, 최근에 더 아프다고 했다.

그런데 왼손 가운뎃손가락이 중간마디까지 잘려져 있었다.

"이 손가락은 언제 다치신 거예요?"
"7년 전에 경운기에 빨려 들어갔어요. 이거랑 손목 아픈 거랑 관련이 있나요?"
"물론이지요. 어제까지만 해도 멀쩡하던 오른 손목이 왜 뒤로 안 젖힐까요?"
"글쎄요. 일을 많이 해서 그런 거 아닐까요?"
"물론 망치질을 많이 해서 생기기도 하지만, 그렇다고 목수분들이 다 오른 손목이 뒤로 안 젖히는 것은 아니잖아요.
예를 들어 설명 드릴게요. 빙판길에 미끄러져 넘어지면서 헛짚어 손목을 다치는 경우가 가끔 있지요. 이런 경우 심하면 뼈에 금이 가기도 해요. 그냥 넘어졌으면 손목을 안 다쳤을 텐데, 왜 손을 짚어 손목을 다쳤을까요?"

"그야, 허리나 목을 안 다치려고 손을 짚다 보니 손목을 다친 거지요."

"맞아요. 그렇다면 오른 손목을 다쳤다는 것은 우리 몸의 어디를 보호하려다 다친 것으로 봐야 할까요?"

"목이나 허리 아닐까요?"

"네, 맞아요. 그래서 인체파동원리로 보면 오른 손목이 뒤로 안 젖힌다는 것은 결국 목이나 허리가 안 좋아서, 그곳이 약하기 때문에 생긴다고 봅니다. 선생님처럼, 왼손 가운뎃손가락을 다친 분들은 원래부터 목이 약하기 때문에 어쩔 수 없이 그곳에 해당하는 자리를 다칠 수밖에 없는 거예요.

따라서 왼손 가운뎃손가락 잘린 거랑 오른 손목이 뒤로 안 젖히는 거랑 상관이 없어 보이지만, 관련이 깊어요. 또한 간 기능이 떨어진 것도 한 원인이므로 간도 치료해 줘야 하지요."

손목이 뒤로 젖히는 각도를 확인했다. 정상적인 각도가 90도라면, 30도도 채 안 된다. 그것도 간신히 통증을 참아 가면서 억지로 했을 때의 각도다.

파동약침으로 먼저 왼 손등에서 오른 손목(왼손 둘째손가락 끝마디)과 뒷목(왼손 둘째손가락 손허리뼈와 왼손 가운뎃손가락 손허리뼈가 만나는 부분으로 경추 7번), 그리고 허리(손목 부위)를 치료했다.

"자, 이제 양손을 뒤로 젖혀 보세요."
오른 손목이 자연스럽게 80도 정도까지 젖힌다.
"좋아졌네요. 아까는 통증이 심해서 뒤로 젖힐 수가 없었는데, 이제는 안 아파요."

이 환자의 경우처럼 오른 손목이 뒤로 젖히지 않는 경우에는 왼발에서 오른 손목에 해당하는 왼발 둘째발가락 끝마디(오른 손목의 제2통증자리다)를 지압해도 좋다.

최근 진료한 경우다. 점심 무렵 70대 할머니께서 내원하셨다. 점심시간에 임박해서 오신 것에 대해 많이 미안해하셨다.
"원장님, 제가 개업 초기에 치료받다가 그동안 괜찮아서 안 왔는데, 오늘 복지관에서 넘어져서 왼팔을 구부리기가 힘들어서 정형외과를 갈까 하다가 예전에 여기에서 침 맞고 좋아졌던 게 생각나서 왔어요."

"어쩌다 다치셨는데요?"

"앞으로 꼬꾸라져 넘어지면서 양손바닥을 땅에 짚었는데, 그 후로 왼쪽 팔꿈치가 안 구부러지지 뭐예요."

몇 시간 후의 일이다. 이번에는 초등학교 3학년 여자아이가 왔다. 자전거를 타다가 넘어지면서 양쪽 손목을 땅에 짚었다. 그런데 왼 손목 통증을 주증상으로 내원했다.

둘 다 넘어지면서 손목을 짚어서 다쳤다. 그런데 할머니께서는 팔꿈치를 다쳤고, 여자아이는 손목을 다쳤다. 왜 같은 부위를 짚었는데, 다치는 부위는 다를까.

아래팔을 몸 하나로 보면 파동은 끝에서 끝으로 치기 때문이다. 손목은 아래팔에서 허리에 해당하는 파동자리다. 팔꿈치는 목에 해당한다.

참고로 위의 할머니께서는 내원 당일과 다음날 두 번의 침 치료로 팔이 정상 상태로 회복되었다. 이게 파동치료의 위력이다. 빨리 올수록 효과는 더욱 빠르다.

까치발

질문) 초등학교 2학년 남자아이 부모입니다. 언제부턴가 아이가 집에서 계속 까치발을 하고 다닙니다. 하지 말라고 해도 그때뿐입니다.

걷는 모습도 양발 끝을 안쪽으로 향하게 하여 걷습니다(발바닥 모양이 한자로 八자 모양). 운동화를 신고 걸을 때도 약간 발을 끄는 기운도 보입니다.

기타 건강상 외형적인 큰 문제점은 없습니다. 변비(3~4일에 한 번, 굵고 단단)가 있고, 치아가 위아래가 닿지를 않아서 1~2년 후 교정을 해야 하는 정도이며, 학교 생활, 친구 관계 등 문제는 없습니다.
놀이공원, 산 같은 데 가서 조금 많이 걸으면 업어 달라고 하는 정도입니다. 축구도 하고, 운동도 곧잘 하는 편입니다.
인터넷에서 뇌성마비, 근육 문제 등이 발생할 수도 있다고 하는데 8살인 현재까지 큰 문제가 없는데 앞으로도 뇌성마비, 근육질환 등이 발생할 수도 있는지요. 까치발 치료를 하려면 어떻게 하는 것이 좋은지 좋은 의견 부탁드립니다.

답변) 선반이나 높은 곳에 있는 물건을 내릴 때 발뒤꿈치를 들고 발끝으로 버텨서는 모양을 하듯이 발 모양이 까치발과 닮았다 하여 '발뒤꿈치를 든 발'을 까치발이라고 합니다. 이런 상태를 항상 유지해야만 편하고 발등을 굽히기 힘들어 하지요.

이런 까치발은 주로 허리(척추)의 문제로 생깁니다. 또한 강직성 뇌성마비의 주된 증상(foot drop)으로 뇌혈관질환이나 뇌손상의 경우에도 동반됩니다.

그러나 본인은 전혀 허리의 통증을 느끼지 못하는 경우가 다반사입니다. 제2오작동, 곧 허리 통증의 분산을 통한 힘의 균형을 이루기 위해 자연스레 발뒤꿈치를 들게 되므로 허리의 통증을 못 느끼는 것은 당연합니다.

질문하신 분의 자녀 경우에서도 보듯 양발 끝을 안쪽으로 향하게 걷는 여덟 팔(八)자 모양만 봐도 자세가 잘못된 것임을 알 수 있습니다. 또한 변비와 치아가 맞지 않는 것은 바로 허리와 장의 기능 저하와 함께 경추가 틀어진 상태를 알려 주는 건강의 위험 신호입니다.

외견상 잘 뛰어 놀고 운동도 잘한다고 해서 그 아이가 건강한 것은 아닙니다. 조금만 걸어도 '힘들다'며 업어 달라고 하는 것만 봐도 아이의 허리가 약한 상태임을 미루어 짐작할 수 있습니다. 지금 당장 CT, MRI에 이상이 발견되지 않더라도 척추, 특히 허리의 기능 저하가 어느 정도 진행된 상태이므로 치료해야 합니다.

물론 신경외과적인 수술을 통해 까치발을 교정할 수도 있겠지만, 수술은 가급적 피하는 게 좋습니다. 까치발은 인체파동원리로 충분히 치료가 가능합니다.

먼저 허리, 특히 요추 4~5번, 요추 5번과 엉덩이뼈의 기능 저하로 생긴 문제이므로 이와 관련한 인체의 부분을 치료하면 됩니다.

아울러 허리와 발목의 기능 저하는 인체파동원리상 힘의 균형을 이루기 위해 목의 이상으로 발현되므로 경추(1~3번)도 함께 치료해야 합니다. 치아가 맞지 않은 것도 이 때문입니다.

또한 허리의 이상은 대부분 내장 기관의 기능 저하(전후 균형)로 생기므로 변비 및 설사 등 제반 기능을 개선해 주는 치료를 병행해야 합니다. 특히 허리 통증의 주된 원인(80%)은 위장의 문제입니다. 장요근으로 연결되어 있어 위장의 긴장은 곧 허리의 긴장을 유발합니다.

다시 말해 까치발을 하는 아이들은 대개 가슴이 답답하고, 헛배가 부르며 가스가 차고, 소화불량, 어지럼증, 구토, 속 쓰림의 위장 장애뿐만 아니라, 잘 놀라고 겁이 많으며 소심하고 쉬 피로한 증상을 보이는 경우가 흔합니다.

이러한 위장 장애가 까치발과 직접 관련이 있으므로 반드시 치료해야 효과를 볼 수 있습니다.

그리고 똑바른 자세와 체형을 유지하도록 꾸준히 생활 습관을 개선해야 합니다.

간단히 할 수 있는 지압자리를 가르쳐 드리면 발목에 해당하는 양 엄지손(발)가락 끝마디나 양 새끼손(발)가락 끝마디를 지압하면 좋습니다. 그곳이 손이나 발에서 발목(발뒤꿈치)에 해당하는 자리이기 때문입니다.

이래도 치료가 안 되면 발바닥과 힘의 균형을 이루는 양쪽 종아리 중앙 부위(변비 7번 자리)를 다스리면 좋습니다.

치질(痔疾)

옛말에 '병은 자랑하라'고 했다.

아픈 데가 다른 곳도 아닌 그곳이다 보니 의사에게도 말하기가 주저된다. 그러나 자랑해야 한다. 굳이 보여 주지 않아도 된다. 손목이나 발목 주변, 손바닥 두툼한 곳 사이 옴폭 꺼진 부위(사진 8)를 지압만 해도 좋아진다.

치질의 원인으로 변비나 설사, 잘못된 배변 습관, 잘못된 자세(장시간 의자에 앉아 있거나), 잘못된 식습관(단백질, 지방의 과다 섭취), 임신 및 출산, 간이나 대장의 이상, 유전(부모가 치질이 있는 경우)으로 보고 있다.

하지만 인체파동원리로 보면 대장 및 직장 기능의 저하로 변비나 설사가 생기면 더욱 장의 긴장을 초래하여 상태를 악화시킨다. 이게 직장이나 항문 주위로 피가 몰리고(울혈) 붓는 현상으로 나타나며, 이것으로도 제대로 해결되지 못한다고 생각한 뇌는 변을 볼 때만이라도 더 잘 해 보려는 욕심이 앞서 배변 시 과다한 긴장과 힘을 주게 되므로 항문 밖으로 돌출된다.

그리고 우리 몸은 나쁜 것은 무조건 제거해야 한다는 프로

그램의 잘못된 명령 체계 때문에 배변 때뿐만 아니라 평상시에도 항문 밖으로 빠져나오게 된다.

치료는 항문이나 직장으로 가는 뇌의 과도한 긴장을 풀어 주고, 생식기(직장, 항문)를 지배하는 천골(미골)신경의 흐름을 원활하게 잡아 주면 된다.
아울러 변비나 설사의 원인인 소장, 대장과 함께 장과 하나의 운영 체계로 움직이는 음식물을 받아들이는 위장과 소화액을 분비하는 간을 치료한다.
한편 치질은 기질적인 장기의 문제 이전에 이런 몸의 상태에 대해 내 몸이 너무 과민하게, 스트레스를 받아서 생기는 정신적인 면이 더 크므로 정신적인 긴장을 풀어 주는 것을 우선해야 한다.
적절한 긴장과 스트레스는 내 몸을 더욱 이롭게 하기 위한 것임을 인정하면서 굳이 수술을 하지 않아도, 균형 잡힌 식사와 적절한 운동을 통해 정상으로 회복이 가능하다는 사실을 받아들이면 치료가 쉽다.

치질이 생기기 쉬운 체질은 항문, 생식기(제1통증)의 제2통증자리인 입 주위, 귀에서 갈라진 부위, 손바닥 두툼한 곳

사이의 옴폭 꺼진 부위, 손목·발목 등에 허상의 통증이 생겨 있다. 점이나 흉터, 상처가 있다(사진 8).

특히 손목터널증후군으로 손목에 수술한 흔적이 있는 분들은 대개 치질, 전립선, 자궁질환을 갖고 있을 가능성이 높다. 따라서 전립선비대증, 자궁질환, 방광질환, 생식기와 항문의 가려움도 치질에 준해 치료하면 된다.

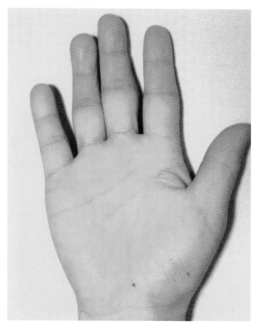

사진 8 오른 손바닥 항문 뒤 꼬리뼈 점

스스로 할 수 있는 간단한 지압자리를 가르쳐 드리면, 왼쪽 손목에서 꼬리뼈에 해당하는 왼쪽 손목의 복숭아뼈 좌우나 주름 부위를 팔꿈치 방향으로 지압하면 된다.

이곳을 지압한 다음 오른손에서 왼쪽 손목에 해당하는 오른손 둘째손가락 끝마디를 지압하면 지압으로 인한 멍이나 통증을 예방하거나 풀어 줄 수 있다.

탄발지(왼 가운뎃손가락 굴신불리)

63세 남성분이 필자의 한의원에 내원하셨다.

4개월 전부터 갑자기 왼손 가운뎃손가락이 구부러지지도 않고, 펴지지도 않는 증상으로 오셨다.

신경외과와 정형외과에서 인대가 닳아서 생긴 거라며, 엑스레이도 찍고, 수술 권유도 받고, 물리치료도 받고, 아픈 부위에 주사를 여러 번 맞아도 효과가 없어 치료를 중단한 상태에서 지내다가 따님의 권유로 오셨다.

탄발지란 병으로, 오른 손등에서 둘째손가락(왼팔)과 가운뎃손가락(머리, 경추)에 파동약침을 시술했다.

"아까보다 많이 수월해졌네, 금방 이렇게 좋아지나?"

그러다가 다시 말이 180도 바뀐다.

"그런가, 아닌데, 좀 부드러운 것 같은데, 유연한 기분은 드는데, 완전하지는 않은데……."

옆에서 지켜보던 환자분들은 '좋아졌다'고 하시는데, 환자분은 "처음이랑 똑같은데 뭐……." 하셨다.

이번에는 오른 손등에서 목과 어깨자리인 둘째손가락과 가

운뎃손가락이 갈라지는 부위(경추 3번)와 **뼈**가 만나는 부위
(경추 7번)에 침을 놓았다.
"좀 나아졌어요."
옆에서 지켜보던 환자분들도 한마디씩 거든다.

"아까보다 부드럽고, 많이 수월하네."
환자분도 이제야 공감을 한다.
"왼쪽 가운뎃손가락이 안 구부러지고 안 펴지기 시작하면서
갑자기 왼 손바닥에 굳은살이 생기지 뭐예요."
목소리에서도 좋아진 걸 느낄 수 있다.
"병원에 가서 의사 선생한테 이 얘기를 했더니, 이거랑 아무
상관이 없다고 하더라고요."
그러자 옆에서 지켜보던 다른 환자분이 말했다.
"왜 상관이 없어요? 그쪽으로 혈액이 안 통하니까 당연히
굳은살이 생길 수밖에."

인체파동원리를 모르는 의사라면 당연히 왼 손바닥 소부혈
근처에 생긴 굳은살과 왼손 가운뎃손가락이 안 구부러지고,
안 펴지는 것이 아무 상관이 없다고 하는 게 당연하겠다. 하
지만 인체파동원리에서는 왼 손바닥 소부혈이 심장의 파동

자리이고, 왼쪽 팔·어깨·목의 파동자리이다. 당연히 관련이 깊다.

"보름 동안 열심히 주사를 맞아도 차도가 없으니 안 간 거예요."
"그동안의 의료 행태가 허리 아프면 허리, 어깨 아프면 어깨만의 문제로 보고 치료했기 때문에 효과가 없는 거예요. 지금 왼쪽 가운뎃손가락을 놀리지 못하는 이유는 목과 어깨, 심장, 그리고 위장이 안 좋아서 생긴 건데, 단순히 손가락 인대만의 문제로 보고 치료했기 때문에 완치가 안 되는 거지요.
왼 손바닥에 생긴 굳은살도 실제로 심장이 약해서 생긴 거예요. 그런데 심장이 약한 줄 아셨어요?"
그러자 환자분은 '무슨 뚱딴지같은 얘길 하느냐'는 표정이다.
"봐요, 환자 본인도 모르는 병을 의사가 어떻게 알겠어요. 병원에 가서 검사해도 나오면 다행이지만, 나오지도 않기 때문에, 환자도 모르고, 의사도 모르고……. 그렇게 살아가는 거예요.
하지만 인체파동원리로 보면, 지금 심장이 약한 줄 환자는 몰라도, 못 느껴도 이렇게 심장에 해당하는 왼 손바닥에 생

긴 굳은살만 봐도, '아, 심장의 기능이 떨어져 있구나, 심장
을 치료해 줘야 손가락도 잘 놀릴 수 있겠구나.' 아는 거지
요. 제 말이 맞는지, 틀린지 확인시켜 드릴게요."

오른손바닥에서 심장에 해당하는 둘째손가락 뿌리마디뼈
안쪽 자리(노궁혈 근처)에 침을 놓았다.

"어때요?"

"훨씬 부드러워요. 많이 좋아졌네."

"몇 퍼센트 좋아졌어요?"

"60%!"

'확연히 좋아졌음에도, 60%라니.'

인체파동원리를 몰랐다면, 아니 인간의 본성에 대해, 오작동
에 대해 몰랐다면 서운했겠지만, 이제는 미소가 지어진다.

"우리 몸에 생긴 점이나 흉터, 상처가 괜히 생기는 게 아니
에요. 다 이유가 있어요. 보세요, 왼 손바닥(심장의 균형자
리)에 커다랗게 생긴 굳은살만 있나.

오른손 둘째손가락 중간마디(왼 팔꿈치와 목의 파동자리)에
도 사마귀가 있잖아요.

이게 다 왼쪽 가운뎃손가락이 안 구부러지는 현상이랑 관계

가 있다는 거예요."

세상 사람들이 굳은살이나 사마귀도 현재의 아픔과 관련이
깊다는 것을 상식으로 알게 되는 날이 빨리 왔으면 좋겠다.
그걸 꿈꿔 본다.

풍을 잘 보신다고 해서요

인체파동원리는 특정질환에만 효과가 있나?

"따르릉, 따르릉……."

진료 시간이 끝난 후 피곤해진 몸을 추스르려고, 내 몸에 침을 놓고 혼자 누워 있는데, 벨소리가 얕은 잠을 깨운다.

'알아서 끊어지겠지……'

계속되는 벨소리가 심상치 않다. 아직도 전화기를 들고 있는 상대방의 뒷심을 생각해서 후다닥 일어났다.

"늦게 전화를 받아 죄송합니다. 남창규한의원입니다."

"원장님이세요?"

"네, 그런데요?"

"몇 시까지 진료하시나요?"

"접수 마감이 5시라, 죄송하지만 진료가 끝났는데요."

"여긴 충주인데요. 저희 어머님이 중풍으로 쓰러지셨는데, 원장님이 중풍을 잘 보신다고 해서 전화 드렸습니다."

"아, 그러세요! 그런데 어쩌죠? 전 중풍만 잘 보는 게 아니라 다 잘 보는데요……."

"……."(무슨 얘긴가 싶은 듯 잠시 침묵이 흐른다.)

"보통 허리 아프면 정형외과, 눈 아프면 안과, 이런 식으로 진료 받는 데 익숙해서 그렇지, 예전 우리 조상들은 얼굴만 봐도, 진맥만 하고도 어디가 안 좋은지 다 알았어요. 얼굴만 보고도 허리가 아픈지, 심장이 안 좋은지, 간이 약한지 알았다면 어떤 특정 질환만 잘 고친다는 건 어폐가 있지요.

우리 몸에서 어느 한 군데가 아프다고 해서 그 부위만 문제가 생겨서 아픈 게 아니거든요. 인체는 서로 연결되어 상호 보완하는 유기체예요. 따라서 허리가 아프면 목도 아프고, 발목도 안 좋아지는 게 당연해요. 허리를 제때 치료하지 않으면 무릎도 나빠지지요.

그리고 허리 아픈 게 단순히 허리 때문만이 아니라, 원래부터 위장이나 장이 약한 상태에서 오는 경우가 많기 때문에 내장 기관도 함께 치료해야 고칠 수 있는 거예요.

따라서 중풍만 잘 보는 게 아니라, 중풍을 잘 보면 다른 것도 다 잘 본다고 보면 돼요."

그런데 상대방은 내 얘기에 관심도 없다. 오직 본인의 아쉬운 문제인 어머님의 중풍에만 온통 신경이 집중되어 있다.

예전에는 나도 굳이 이런 얘기를 꺼내지도 않았다. 파동원리를 안 뒤로 상대방이 관심 없어 하는 줄 뻔히 알면서도 설교하기 시작했다. 언젠가는 물방울이 바위를 뚫을 날이 오기를 기다리며…….

"양방병원에서 3개월 치료받다가 ○○병원 복도에서 만난 젊은 여성분이 제천에 있는 남창규한의원이 용하다고 해서 이렇게 전화 드린 거예요. 굳이 입원하지 않고 통원 치료만 받아도 되는지요?"
"네, 됩니다."

"그런데 물리치료도 해 주나요?"

"저희 한의원에서는 물리치료를 하지 않아요. 대개 물리치료는 아픈 부위를 건드리는데, 저희 한의원에서 하는 인체 파동원리란 치료는 아픈 데는 건드려 봤자 '긁어 부스럼'이라는 거지요. 전혀 다른 자리를 치료점으로 잡아 아픈 부위를 낫게 하는 치료를 해요.
물리치료의 목적이 낫는 거라면, 어떻게든 고쳐 드리면 되는 거 아닌가요? 이왕이면 물리치료를 받지 않아도 나을 수 있다면 더 좋잖아요.

그리고 뜸이나 부항도 물리치료와 마찬가지로 효과가 있지
만, 우리 몸에 상처를 남기기 때문에 저희는 좋아하지 않아
요. 당장은 낫지만, 그런 상처 때문에 미래에 또 다른 아픔을
남길 수 있기 때문이지요. 아무튼 오세요. 와서 직접 체험해
보고 계속 치료받을지 말지 결정해도 늦지 않으니까요."

"네⋯⋯."(본인이 생각하는 치료 방식과 달라서일까. 믿음이
안 간다는 목소리다)

세상 사람들은 이가 아프면 치과, 귀가 아프면 이비인후
과를 찾는다.
인체파동원리 전문 병의원에서는 머리에서 발끝까지 치
료가 가능하다. 특정 질환을 많이 치료해 본 경험에 의존
해 치료하는 게 아니다. 우리 몸이 제각기 떨어져서 따로
노는 게 아니기 때문이다.

**눈, 코, 귀, 입, 팔다리를 떼어 따로 봐서는 제대로 인체
를 볼 수 없다.**

몸 전체와 국소 부위를 유기적으로 연결해서 종합적으로
봐야 한다. 필자는 그 얘기를 하고 싶은 거다.

건강한 아이의 출발은 어디에서 시작될까

올바른 임신과 태교법에 대하여

자식이 태어나 10년을 공들이는 것보다, 10개월의 태교가 중요하고, 10개월의 태교보다 임신 당시의 씨(아버지의 정자)와 밭(엄마의 난소와 자궁)의 건강 상태가 더 중요하다는 말이 있다.

건강한 아이를 가지려면 먼저 좋은 씨와 밭, 곧 선남선녀(善男善女)가 만나야 한다.

건강한 남자란 올바른 정신과 건강한 육체를 소유한 사람으로, 공부[6]를 열심히 한 사람을 말한다. 단순히 수능 점수를 잘 받아 일류 대학을 나와 안정된 직장에 다니는 사람을 지칭하는 게 아니라, 올바른 사고와 가치관을 확립한 사람을 말한다.

건강한 여자는 기름진 땅(옥토)에 맞먹는, 장(腸)이 튼튼한 여자를 말한다. 여자가 화장을 하고 결혼할 때 연지 곤지를

---

[6] 공부란 만들 공(工), 사내 부(夫)다. 하나의 인격체로 가정과 사회를 책임질 수 있는 일꾼이 되는 과정이 공부다.

찍는 이유가 무엇 때문일까? 바로 예뻐 보이기 위함이다. 그럼 우리 몸에서 어느 곳이 예뻐 보이려고 하는 걸까? 바로 아랫배, 장, '애기집'인 자궁(子宮)을 가리킨다. 따라서 밭의 건강 상태를 측정하는 기준이 생리(월경)다.

생리통이 왜 생길까?

배란의 결과물, 곧 임신을 위한 배란이 실패로 끝나 노폐물(찌꺼기)을 배출하는 과정이 생리인데, 노폐물이 제대로 배출되지 못할 때 생리통이 생긴다. 노폐물이 잘 배출되지 않으면, 우리 몸은 어떻게든 용을 써서라도, 쥐어짜서라도 내보내려고 하는데 이게 바로 자궁 근육의 과다한 수축(긴장)이다.
이처럼 자궁 근육의 지나친 수축이나 배출되지 못한 월경의 체내로의 지나친 역류로 인해 제때 청소를 못할 때(자궁내막증, 면역의 저하) 생리통이 생기게 되는 것이다.

그러나 생리통도 임신과 출산을 하게 되면 자궁이 커짐(팽윤)으로 생리통의 원인인 자궁 근육의 수축이 어느 정도 해결되는 효과를 보게 되므로 결혼(임신) 전에는 생리통으로 고생하던 분이 출산 후에는 없어지는 경우를 경험하게 된다.

인체파동원리에서는 자궁이 머리에 해당한다.

따라서 외부나 내부의 스트레스를 적절히 풀지 못하는 사람, 곧 지나치게 신경이 예민하거나 머리의 긴장, 압박이 심한 여자에게 생리통증이 잘 생긴다.

한의학에서 생리통이 생리 전에 심하면 빠져나갈 어혈(노폐물)은 많은데, 출구는 좁다는 얘기고, 생리 후에 심하면 피를 많이 쏟아 기운이 없다, 피가 모자란다, 혈(血)이 허(虛)하다는 얘기다. 덩어리가 많다면 기가 울체(鬱滯)된 것이요, 피의 색깔이 검다면 심화(心火, 스트레스)가 심하다는 것이요, 생리 기간이 빨라지면 열증(熱證)이고, 늦어지면 한증(寒證) 이런 식으로 진단한다.

인체파동원리에서는 굳이 손의 맥을 짚지 않더라도, 관상만 보고도 어디가 약한지를 집어낸다. 코와 입술 사이에 위치한 인중이 짧거나 길면 장이 약한 사람이다. 인중의 이상을 보고, 배꼽과 관련된 부위의 병변을 의심한다.

우리 몸에서 인중과 비슷한 효과를 내는 혈자리가 내관, 삼음교, 용천, 백회 등의 혈이다. 이곳과 함께 합곡이나 태충을 틈나는 대로 지압을 하면 생리에 좋다.

주위에 특별한 기질적인 이상이 없는데도 임신이 안 되는 경우가 있다. 불임, 난임의 이유는 무엇 때문일까?

첫째, 밭이 메마르기 때문이다.

논바닥이 쩍쩍 갈라져 있는데 벼가 잘 자라지 못하는 것은 당연하다. 여자의 몸이 임신하기에 적합한 상태가 아니기 때문이다.

둘째, 씨가 신통찮아서다.

좀 더 좋은 씨를 받기 위해 임신을 거부하는 것이다. 아직 임신할, 건강한 아이를 출산할 준비가 되어 있지 않기 때문이다. 여자 몸이 아기를 찍어 내는 공장이 아니기 때문에 한 번에 제대로 건강한 아기를 낳고 싶어한다. 그래서 건강하지 않은 아이를 임신할 경우 유산이라는 과정을 통해 걸러내기 때문에 유산을 나쁘게만 볼 일이 아니다.

임신이 잘 되는 부부관계에 대해 알아보자.

남자는 손님, 여자는 주인이라고 할 수 있다. 우리가 아는 사람 집을 방문할 때, 무턱대고 찾아가면 실례가 된다. 먼저 전화를 하고, 방문해야 한다. 방문해서도, 바로 문을 열면 실례다. 먼저 "계세요?" 노크부터 한 다음, 주인이 문을 열어 주기 전까지 여유를 갖고 기다려야 한다.

문을 열어 준다는 것은 손님 맞을 준비가 다 되었다는 것을, 곧 집안 정리를 다했다는 뜻이다. 그게 질 분비물이 촉촉하게 나올 때다. 노크하는 게 전희 과정이다. 스킨십(손잡기, 귀 애무, 키스, 유두 마사지) 등이 여기에 해당한다.

여자는 남자로부터 대접받는 느낌이 들 때, 사랑받는 존재감을 느낄 때 배우자를 존경하게 되고 이런 상태일 때 임신이 잘 된다. 건강한 아이가 태어날 가능성이 높다.

남녀 간의 오르가즘의 차이를 적절히 조절해야 하는 이유이다. 여자는 밭이기 때문에 좋은 씨를 받아야 하므로 뜸 들이는 시간이 필요하다. 남자는 씨만 뿌리면 다 되는 줄 알기 때문에 급하다. 남자는 밭의 특성을 충분히 고려해 상대를 배려해야 한다.

둘째, 좋은 환경에서 임신을 하도록 해야 한다.

부부관계를 아무 때나 하면 안 된다. 아픔은 대물림이 잘 되는 법이다. 가족력, 유전, 체질이 여기에 해당한다. 임신부가 임신 중에 크게 놀라거나 스트레스를 자주 받아 불안하고 초조해지면 태아도 똑같이 그런 상태를 정상으로 인식하는 오작동 속에 태어나므로 똑같이 불안, 초조하고, 건강하지 않은 아이가 태어날 확률이 높다.
따라서 부부 모두 육체적, 정신적으로 안정이 되었을 때가 좋다. 가급적이면 계획임신을 하도록 마음의 준비가 필요하다.

평안(平安)과 편안(便安)은 구분해야 한다.

편안하면 나태하고 게을러진다. 아이도 그런 아이가 태어날 확률이 높아진다. 너무 각박하게 살아도 그렇다. 맞벌이를 하거나 여자가 가사와 업무에 치이면 땅이 메말라지는 효과를 낸다. 하루 하루 먹고 살기 바쁜데 아이에게 신경 쓸 겨를이 어디 있나! 너무 편안해도 너무 빡빡해도 안 된다는 뜻이다.

적절한 긴장과 스트레스에 노출된 환경이 훨씬 더 건강한 아이를 낳을 확률이 높다. 금수저인 아이도 흙수저인 아이도 다 힘들다. 너무 지나쳐도 모자라도 안 좋다.

임신이 안 된다고, 조바심을 내서도 안 된다. 너무 잘 해 보려고 욕심을 내면 더 안 되는 법이다. 그것도 용을 쓰는 것이므로 오작동이다.

따라서 남편은 아내가 자신을 존경할 때, 평안할 때, 받아들일 마음의 준비가 될 때 씨를 뿌려야지, 자기 기분 내키는 대로 해선 안 된다.

오죽했으면 옛날에는, 왕과 고관대작들은 안방마님과 첩(노리개)을 따로 뒀겠는가? 옛날의 방식이 옳다는 뜻은 아니니 성차별적인 발언이라고 오해하지 않기를 바란다.

셋째, 건강한 임신부가 되려면 골고루 잘 먹어야 한다.

예전에는 골고루 잘 먹지 못해 단명했다. 지금은 그나마 골고루 잘 먹으니까 좀 더 사는 것이다. 육식이 좋다고 육식만, 채식이 좋다고 채식만 해서도 안 된다. 특정 음식만을 먹게 되면 편식이 되듯, 영양의 불균형 상태가 되고, 아이도 엄마의 그런 육체를 닮고 태어나기 때문이다. '콩 심은 데 콩 난다'라는 말을 잊지 말자.

아이는 엄마와 아빠가 가진 에너지 틀의 복제다.

건강한 부모, 쾌적한 환경에서 임신해야 그 에너지 틀에 맞춰 건강한 아이가 태어난다는 사실을 명심하자.

임신 중 겪게 되는 정신적, 육체적 증상들에 대해 알아보자.

새로운 걸 경험하거나 감당할 수 없는 상황에 직면하게 되면 불안하고, 두려울 수밖에 없다. 무지(無知)하기 때문이다. 모든 게 낯설다. 제대로 알면 불안, 초조, 걱정, 근심은 사라지게 되고, 기쁨, 즐거움, 환희로 바뀌게 된다. 따라서 결혼 전이나 임신 전에 미리 공부해야 한다.
준비된 상태냐 아니냐에 따라 임신 사실을 알게 되었을 때 나타나는 첫 반응도 확연히 달라질 수밖에 없다. 고대하고 준비된 임신이라면 당연히 기쁘고 설렌다. 그러나 결혼하자마자 미처 준비도 안 된 상태에서 덜컥 임신이 되면 당황할 수밖에 없다.

가장 손쉬운 해결책이 부정(不定)이다.

임신과 출산으로 성적 매력의 상실이 두렵고, 하루아침에 아줌마로의 전락이 싫다. 출산에 대한 두려움도 한몫한다. 옛날에는 목숨을 걸고 출산을 했다. 아이를 낳다 죽는 경우가 심심찮게 일어났다. '혹시 나도 그렇게 되지 않을까.' 하는 불안, 두려움으로 우울증에 잘 걸린다. 그런 임신부의 마음을 배우자가 잘 헤아려 줘야 한다.

태아가 성장하기 위해 엄마 뱃속에 뿌리내리는 과정에서 겪는 정체성의 혼란이 입덧이다.

그런데 임신부가 건강하지 못하면 아무리 좋은 씨라도 열매를 맺을 수 없다. 결국 밭이 살기 위해 임신을 거부하게 된다. 내 몸에 가야 할 영양분을 태아에게 **뺏긴다**고 생각해 내 몸까지 파괴될 것을 감수하는 게 입덧이다. 토하고 음식을 거부한다는 것은 생명을 거부한다는 것이고, 영양을 거부한다는 뜻이다. 태아가 내 것(엄마)을 뺏어 가는 것에 대한 방어(거부 반응)로 입덧을 하게 된다.

엄마가 그런 생각을 갖고 있다는 게 아니다. 몸의 세포가 그렇게 작동한다는 거다. 인간이 오작동을 하는 존재이기 때문이다.

따라서 태아에게 가는 영양분이 엄마의 것을 빼앗아 가는 것이 아니라, 함께 나누는 삶이 더 행복하고, 태아가 엄마의 존재 이유이자 목적임을 새롭게 인식하는 작업이 필요하다. 입덧이 심한 여자는 생각이 많다. 성격이 예민한 편이다. 혀끝이나 귓불이 뾰족하다. 예민하고 긴장이 와 있다. 맞벌이 등으로 스트레스도 심하다. 결혼과 임신에 대한 정체성에 갈등을 겪고 있는 경우가 많다. 여자가 주인(머리, 왕)이 되고 싶은 경향이 높다고 봐야 한다. 결혼하자마자 생각지도 않은 상태에서 덜컥 임신이 될 때, 첫 임신 때 입덧이 잘 생긴다.

이외에도 임신 중 나타나는 육체적 증상으로 피부 트러블(보호색), 입덧, 감기, 소화불량, 변비, 고혈압, 부종, 임신중독증, 하혈, 빈혈, 손발 저림, 다리 뻣뻣함, 발바닥 건조, 체중 변화 등 다양하다. 이런 증상들을 방치하지 말고, 한의원에서 치료해서 건강한 몸을 만들어야 한다.

'임신 중에 침 맞으면 안 된다'라는 잘못된 속설이 있다.

그 이유는 임신한 배에다 침을 놓을까봐 염려한 탓일 게다. 침에 대한 공포와 두려움이 임신부와 태아에게 영향을 줄까 걱정한 탓이다.
파동침은 아픈 부위가 아닌 균형자리인 손발과 팔다리에 침을 놓는다. 침도 가늘어서 아프지도 않고, 해롭지도 않다.

만약 '침을 맞으면 안 된다'고 하면 귀걸이나 팔찌, 시계도 차지 말아야 한다.

한약도 마찬가지다. 한약은 자연이고 식품이다. 인공적으로 합성한 화학 제품보다 덜 해롭다. 한의사가 어련히 알아서 처방할까. 걱정하지 않아도 된다.

진료할 때 들어보면 대다수의 여성분들이 임신이나 출산으로 인해 아픔이 생겼다고 주장한다. 정말 그럴까? 임신과 출산은 여성분들에게 있어 독일까? 임신이나 출산을 하지 않은 수녀나 비구니가 더 건강할까?

홀로 사는 것보다 임신과 출산을 경험한 여자가 더 건강할 수 있다. 다만 원치 않은 임신과 출산은 몸을 파괴할 뿐이다. 그럴 바에는 차라리 독신으로 사는 게 더 낫다.

언젠가부터 유도 분만, 제왕절개로 분만하는 경우가 많아졌다.

출산의 고통이 두려워서, 부부관계와 관련해 미용을 위해서, 좋은 사주팔자를 택하기 위해, 아기가 크다고 해서, 편리성을 고려해서 일부러 한다. 산모의 건강이나 아이의 생명을 위해서라면 어쩔 수 없이 해야 하겠지만, 가급적이면 자연 분만을 추천한다.

'아기 머리가 삐뚤다'고 온 아이 엄마가 계셨다. "혹시 제왕절개하지 않으셨어요?" 물었더니, 그렇단다.

태아는 9개월 넘게 자궁에서 몸을 웅크린 상태로 지냈다. 편한 자세가 아니다. 구부정한 몸과 척추가 산도를 통해 빠져나오면서 균형을 맞추는 게 출산이다. 산모도 마찬가지다. 분만 과정을 통해 임신 중 휘어졌던 척추와 배의 긴장을 원상으로 복구시키는 것이다.

그런 과정을 생략하고 수술로 꺼내면 임신 중 가졌던 어긋난 균형을 그대로 떠안고 사는 꼴이다. 균형을 잡을 수 없다. 아이와 산모 모두에게 좋지 않다.
아이에게 맛난 음식을 먹이고, 좋은 학교에 보내는 게 전부가 아니다. 자녀에게 건강을 물려주는 게 최고의 유산이다. 자연 분만이 평생 건강의 지름길이다. 산모에게도 이롭다.

산후조리법으로 무조건 오래 누워 있으면 좋은 줄 안다.

필자의 아내도 그랬다. 무지한 남편 탓이다. 산후풍이 생기는 이유는 산후조리를 잘못한 탓이 크다. 너무 오래 누워 있기 때문이다. 누워 있으면 엉덩이에 하중을 많이 받아 치골이 들리고, 골반(천골)이 늘어져 허리가 틀어지게 된다.

그럼 예전의 할머니들은 왜 산후풍으로 많이 고생했을까.

그들은 너무 오래 자주 쪼그려 앉아서 일한 탓이 크다. 너무 누워 있어도 안 되고, 너무 쪼그려 앉아 있어도 안 된다. 앉을 때에는 무릎을 꿇고 상체를 똑바로 펴는 자세가 좋다.

인간은 원래 직립하는 존재다.

네 발로 다니는 짐승이 절대 아니다. 그들을 흉내 낼 게 아니다. 원래 침팬지와 같이 4족 보행이었다가 진화해서 직립보행하면서 인간이 탄생되었다는 게 아니란 얘기다.
설사 그렇다고 치자. 더 나은 방향으로 발전(진화)했다면 왜 굳이 다시 예전의 잘못된 상태(4족 보행)로 돌아가야 하나? 네 발로 걷고 물구나무서기를 하는 게 치료의 본질이 아니다.

서서 일해야 하고, 정면에서 15도 상방을 보면서 똑바로 보고 걸어 다녀야 한다.

하지만 이렇게 걸으면 돌부리에 걸려 넘어지게 된다. 길을 닦고 포장을 하는 이유다.

넘어지지 않으려고 땅을 보며 걷는다.

먹고 살기 위해 땅을 파고 쪼그려 앉아 일하고 구부려 일해야 한다.

현재의 인간은 땅 파먹고, 돌부리에 걸려 넘어지지 않으려고 땅을 보고 걷는 구조를 갖고 있기 때문에, 우리 몸이 아프고 힘들 수밖에 없다. 인간이 살아가기에 이 땅이 적합한 구조와 상태가 아니란 걸 짐작할 수 있을 것이다.

어쩔 수 없이 해야 한다면 할 수 없지만, 어떤 자세가 바른 자세인지는 알고 있는 게 좋겠다.

취미로 하는 건 몰라도 장시간 쪼그려 앉아서 일하거나 누워 있는 자세, 구부정하게 앉아 있는 건 건강에 해롭다. 노후에 농사를 짓는 것도 추천할 일은 아니다. 취미에 그쳐야 한다. 차라리 똑바로 서서 일하는 게 낫다.

누운 상태일 때 잘못된 자세와 바른 자세에 대한 그림을 참조해 바른 자세를 유지하도록 하자.

잘못된 자세는 다리가 옆으로 벌어지고 까치발처럼 발이 처져 있다.

바른 자세는 다리가 11자 모양으로 반듯하며, 발목과 발바닥이 직각을 유지한다.

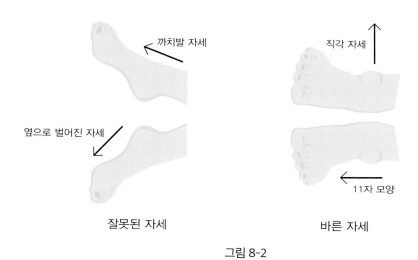

까치발 자세

직각 자세

옆으로 벌어진 자세

11자 모양

잘못된 자세

바른 자세

그림 8-2

왼쪽 다리가 옆으로 벌어졌다면 오른쪽 합곡이나 태충을 지압하면 좋다. 엄지 쪽으로 지압하면 더 좋다.

오른쪽 다리가 옆으로 벌어지면 왼쪽 합곡과 태충에서 엄지 방향 쪽으로 지그시 눌러 주면 좋다.

.

제9장

인체파동원리로 본 경락 (경혈)

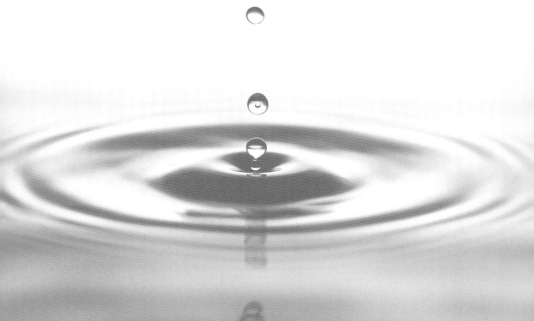

경락은 선(線)의 흐름이 아니다

'파동침법'을 쓰고, '파동진단법'을 사용하니 간단히 파동치료법이라고 부르면 될 텐데, 굳이 인체파동원리라고 이름한 이유는 뭘까.
인체파동원리의 겉만을 보고, 깊이 있는 이해를 하지 못한 사람들이 하는 말이 다음과 같다.

"인체파동원리는 수지침이나 족침, 이침의 조합이다."

"인체파동원리는 대응(상응)침법이다."

하지만 인체파동원리가 얘기하는 것은 그렇게 단순하지 않다. 수지침이 왜 효과가 있는지, 또 어떤 건 효과가 없는지 그걸 판가름해 줄 수 있다는 것이다. 다른 여러 가지 치료법들도 마찬가지로 치료되는 이유를 설명해 줄 수 있다.
수지침도 파동원리처럼 손에 오장육부가, 얼굴이 축소되어 있다. 문제는 원리에서 출발한 게 아니기 때문에 인체파동원리와 자리가 전혀 다르다. 발반사요법이나 이침도 마찬가지다. 무늬가 비슷하다고 하여 같은 게 아니다.

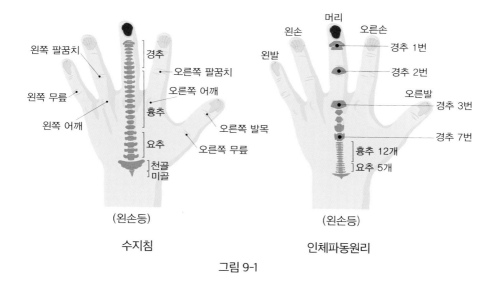

왼쪽 팔꿈치

경추

오른쪽 팔꿈치

왼쪽 무릎

오른쪽 어깨

왼쪽 어깨

흉추

오른쪽 발목

요추

오른쪽 무릎

천골
미골

(왼손등)

수지침

머리

왼손

오른손

왼발

경추 1번

경추 2번

오른발

경추 3번

경추 7번

흉추 12개
요추 5개

(왼손등)

인체파동원리

그림 9-1

그림에서 보듯 수지침은 손등에서 가운뎃손가락 끝과 손목을 잇는 중앙선을 척추로 잡는다. 인체파동원리와 같다. 그러나 수지침은 척추를 등분(等分)으로 똑같이 나눴다. 하지만 인체파동원리는 전혀 다르다. 가운뎃손가락과 둘째·넷째손가락 손허리뼈가 갈라지는 곳이 경추 7번이다. 수지침에서는 요추 2번에 해당하는 자리다.

파동침에서 가운뎃손가락 끝마디가 경추 1번, 중간마디가 경추 2번, 뿌리마디가 경추 3번에 해당한다. 경추(목뼈) 7개, 흉추(등뼈) 12개, 요추(허리뼈) 5개, 천추(엉덩이뼈) 5

개, 미추(꼬리뼈) 1개 총 30개의 뼈 중 7개의 경추가 차지하고 있는 길이가 4분의 3이다. 더군다나 경추 1~3번이 경추의 대부분을 차지한다. 원리에서 출발하지 않고는 불가능한 일이다.

상식적으로 봤을 때 수지요법이 더 논리적이고 설득력이 있어 보인다. 척추 뼈마디를 30등분으로 똑같이 나눴기 때문이다.

인체파동원리에서 전체 척추(30개)의 4분의 1을 차지하는 경추(7개)가 손(발)에서 전체 척추의 4분의 3을 차지하는 데 반해, 흉추와 요추는 왜 4분의 1밖에 안 되는 걸까? 손(발)등에서 반 이상을 차지하는 이유가 뭘까?

엄마 뱃속에서 태아가 성장할 때 뇌가 전신의 반 이상을 차지한다(원리편 101쪽 사진 3-1). 인체에서 에너지 장(에너지 틀)이 가장 큰 부위가 머리와 목이기 때문이다. 그래서 우리 몸에서 머리와 목에 해당하는 상박부와 허벅지가 크고 굵다. 손발에서도 머리와 목에 해당하는 에너지 장이 크기 때문에 경추가 손(발)등의 반 이상을 차지하는 것이다.

팔등이나 정강이에서 척추가 그려질 때, 그곳에서 손발이 없는 이유는 팔다리와 균형을 이루는 척추가 크게 차지하고 있으므로 굳이 팔등이나 정강이에서 손발을 자세히 그릴 필요가 없기 때문이다. 팔다리를 자세히 보려면 손발을 보면 되고, 척추를 자세히 보려면 팔다리에서 치료하면 된다.

이처럼 팔다리가 발달된 손발이나 척추가 발달된 팔다리의 모양은 전체 사람의 모양과 다르고 제각각이다. 하지만 부분에 전체가 들어 있다. 한 몸(마디, 구조)에 똑같은 모양의 에너지, 곧 에너지 장(에너지 틀)이 들어 있어서 가능한 설명이다. 뇌와 척추가 균형을 이루고, 척추와 팔다리(손발)가 균형을 이루는 것은 한 몸(마디) 안에 똑같은 에너지 장(에너지 틀)이 들어 있기 때문에 가능한 일이다.

경혈이 없다고 하는 사람에게 경혈은 분명히 있다고 주장한다. 반면 경락이 있다고 주장하는 사람에게는 경락은 없다고 얘기한다. 그렇다고 경락에 근거해 침을 놓으면 치료 효과가 없다는 뜻은 아니다. 무슨 말도 안 되는 소리인가 하겠지만, 사실이다.
또 세상에 수많은 침법들이 등장해 제각기 그 효과를 내고,

반면에 한계를 갖고 있는 이유를 알게 된다.

어느 침법이 만능(萬能)이라면, 다른 침법의 치료자리가 왜 낮는지, 자기 침법의 논리(이론)로 설명할 수 있어야 한다.

인체파동원리는 이게 가능하다.

필자가 2006년 대한한방해외의료봉사단(KOMSTA) 일원으로 우즈베키스탄에 의료봉사를 갔을 때의 일이다.

그 당시 월오사암침학회 한의사들이 창안자인 월오 김경조 씨를 직접 모시고 의료봉사에 참여했다. 마치 월오사암침학회에서 의료봉사를 나온 모양새였다.
파동침과 마찬가지로 침 한두 개로 시술 현장에서 즉각적으로 효과를 냈다. 인체파동원리를 몰랐을 때라면 감탄했겠지만, 파동원리를 알고 나니 침자리의 혈성(穴性)을 이해하게 되었다. 당연히 그 자리가 효과를 내는 이유를 알 수 있었고, 더 효과가 좋은 자리가 어딘지 알려 줄 수 있었다. 물론 '번데기 앞에서 주름 잡는다'는 오해를 살까 싶어 속으로만 삭였다. 김경조 씨가 임상 사례를 얘기하면서 무릎 통증에는 둘째손가락 끝마디뼈 중앙(엄지손가락 방향)에 위치한 상양혈이 효과가 탁월하다며 비방(祕方)이라고 알려 주었다. 그래서 넌지시 그분께 여쭸다.

"혹시 오른쪽 무릎 통증에는 오른쪽 상양혈이 효과가 더 좋나요, 아니면 왼쪽 상양혈이 효과가 더 좋나요?"

"내가 써 본 바로는 반대편 상양이 더 좋더군요."

이처럼 월오사암침에서는 무릎 통증에 반대편 상양혈이 같은 편 상양보다 효과가 더 좋다고 경험담으로 얘기한다. 하지만 인체파동원리로 보면 그 자리가 반대편 무릎의 파동('새로운' 제2통증)자리이기 때문에 효과적이라고 말한다.

예를 들면 오른쪽 무릎(제1통증)의 제2통증자리, 곧 대응자리는 왼손에서 엄지손가락 중간마디이고, 오른손에서는 새끼손가락 중간마디다.

오른손 새끼손가락 중간마디의 제2통증자리(오른쪽 무릎의 제4통증자리), 곧 대응자리는 왼손에서 상양혈이고, 오른손에서 넷째손가락 끝마디뼈의 중간(새끼손가락 방향)이다.

왼손 엄지손가락 중간마디의 대응자리, 곧 제2통증자리(오른쪽 무릎의 제4통증자리)는 오른손에서는 오른쪽 둘째손가락 끝마디뼈 중앙이다. 오른쪽 상양혈의 반대편으로 가운뎃손가락 방향이다.

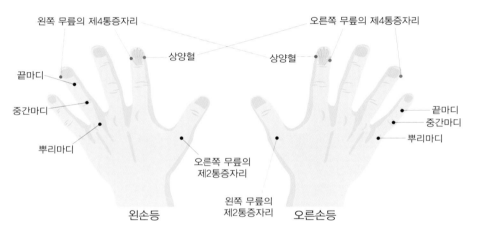

그림 9-2 무릎의 제2통증, 제4통증

오른쪽 무릎의 제4통증자리가 그림 9-2에서 보듯 왼손등에서는 상양혈이지만, 오른손등에서는 상양혈의 반대편이기 때문에 반대편 상양혈이 같은쪽 상양혈보다 더 효과적이라고 보는 것이다.

172

경락은 정말 존재하는 걸까? 경락은 선으로 이어지는 순환 흐름인가? 경락에 의존하지 않아도, 여러 침법들이 효과를 내는 이유가 뭘까? 경락이 먼저일까, 경혈이 먼저일까?

길은 처음부터 길이었던 게 아니다. 도로도 사람의 편의에 따라 만들어진 것뿐이다. 인체파동원리로 봐도 처음부터 길(경락)이 있었던 게 아니다. 우리 조상들이 처음 발견한 경혈들에 대해, 후대 사람들이 효과를 내는 이 경혈과 저 경혈의 상관성을 억지로 굳이 찾으려다가 선을 잘못 그은 게 경락이다.

경락의 효과를 부정하는 게 아니다. 길의 존재를 부정하는 게 아니라는 거다.

길은 사람의 필요에 따라 얼마든지 생길 수 있다. 경락도 마찬가지다. 뚱뚱한 사람, 마른 사람 저마다 다르기 때문에 경락도 달라져야 한다. 옛날에는 마른 사람이 많았지만, 지금은 비만(肥滿)인 사람이 많다. 사람마다 생김새가 다르듯 치료자리도 다를 수밖에 없다. 획일적인 경락이 치료가 잘 안되는 이유이기도 하다. 실제 한의학에서도 경외기혈(經外奇

穴)을 인정한다. 그 얘기를 하고 싶은 것이다.

파동원리로 보면, 경락도 좌우 균형, 상하 균형이다. 좌병우치, 우병좌치, 상병하치, 하병상치다. 그렇기 때문에 경락이 효과가 있는 것이다. 다만 경락이 선으로 이어진 것은 잘못된 해석이란 뜻이다. 시간의 흐름이 선의 흐름이 아닌데, 과거·현재·미래의 상관 관계를 설명한답시고 선을 긋는 꼴이다.

우리 몸을 치료하는 혈자리는 무수히 많다. 사암침, 동씨침, 수지침, 이침이 효과를 내는 이유이기도 하다. 경락에만 목맬 일이 아니고, 경락만 고집해서도 안 된다. 경락의 흐름에 의존하지 않아도 낫는다. 세상의 길이 그럴진대, 우리 몸은 다를까?

하지만 수지침이 수지침일 수밖에 없는 이유는 뭘까? 어떤 건 탁월한데, 어떤 질환엔 효과가 나타나지 않는 이유는 뭘까?

한의학의 12경락을 흉내 내어 선을 긋기 시작한 순간부터 수지침은 더 이상 효과를 낼 수 없는 반쪽짜리로 전락했다.

차라리 처음 수지침을 만들었을 때가 좋았다. 인체를 축소한 것으로 충분했다는 얘기다. 차라리 눈이 아플 땐 눈을 자극하고, 허리가 아플 땐 허리를 자극하는 게 더 효과적일 수 있다.

손에서 우리 몸을 발견한 것은 대단한 일이다.

수지침은 대응점만으로도 충분히 고유의 효과를 내는데도 불구하고, 굳이 한의학의 아류를 자처해 경락(14기맥과 345개의 정혈)을 도입해 선을 긋기 시작함으로써 수지요법을 그저 그런 걸로 전락시켜 버렸다.

인체파동원리가 세간에 '파동침'으로 더 잘 알려져 있다. 인체파동원리가 한의사나 침이나 지압을 다루는 부류들에게 단순히 침을 놓는 방법이나 지압하는 방법을 가르치는 것으로, '파동침'이 전부인 줄 안다. '파동침'이 수지침이나 이침과 같은 '대응침'으로 잘못 알려져 있다. '파동침'은 절대 '대응침'이 아니다. '균형침'이다.

다만 뇌의 오작동을 이용해 통증을 다스린다. 물론 인체의 대응자리에 침을 놓거나 지압을 하는 것만으로도 다른 치료법보다 월등한 효과를 낸다.

하지만 우리 몸이 간단치 않다.

'파동침'이 일부 근골격 질환에는 효과가 있지만, 그다지 효과가 없다고 잘못 알려진 이유가 우리 몸이 오작동하고 있다는 걸, 어긋난 균형을 이루고 있다는 걸 제대로 이해하고 있지 못하기 때문이다.

'대응침'이 전부인 줄 착각하기 때문이다.

발목을 삐자마자 바로 대응자리에 침을 놓으면 효과가 빠르다. 그러나 오래된 통증이나 질병은 대응자리만으로는 치료가 안 된다. 파동(균형)자리를 다스려야 한다.

누구는 인체파동원리를 걱정해서 하는 얘기가 있다. 물론 진심인 줄 안다.
"남 박사 같은 분이 많이 나와서 인체파동원리를 제대로 된 학문으로 발전시켜야 하지 않을까요?"
인체파동원리 그 하나면 충분하다. 원리에서 출발했기에, 새로운 이론을 추가할 필요가 없다. 그냥 그 자체만으로 완결판이다. 대단한 오만이라 비난하겠지만, 그게 진실이다.

파동원리를 더 발전시키고, 이론을 체계화하려고 이 책이 나온 게 아니다. 뉴턴이 사과가 떨어지는 걸 보고 발견한 게 만유인력(萬有引力)인 것처럼, 박종부 선생도 물방울이 물에 떨어져 에너지(힘)의 전달이 이루어지고, 균형을 이루기 위해 파동이 치는 것을 보고 발견한 게 인체파동원리이다. 뉴턴이 새로운 걸 발명한 게 아니듯, 박종부 선생도 없던 것을 만든 게 아니다.

한의학의 우수성을 파동원리로도 설명이 가능하다는 것이다. 경락학설이 효과가 있는 이유는 좌우 균형 및 상하 균형으로, 경락의 흐름에 의존하지 않아도 낫는 이유를 프랙탈원리(에너지 틀의 복제)로 설명할 수 있다. 우리 몸이 아픈 이유와 잘 낫지 않는 까닭은 오작동원리로, 치료되는 원리는 프랙탈, 오작동 및 균형원리로 설명이 가능하기 때문이다.

세상 어떤 학문, 현상이든 파동원리로 설명이 가능하다. 왜냐하면 파동원리는 세상이 만들어지고 작동하는 설계도이기 때문이다.
인체파동원리를 아는 것과 모르는 것의 차이를 지도와 나침반을 갖고 있는 것과 없는 것에 비유하면 지나친 비약일까!

파동원리로 알게 된 경혈의 원류

교동(校洞)은 향교가 있는 동네, 왕십리(往十里)는 앞으로 십리만 가면 궁궐이 있는 동네란 뜻이다. 동네 이름으로 그 동네의 특성을 알 수 있듯이, 경혈 이름만으로도 어디에 위치하고 어떤 치료 효과를 내는지 가늠할 수 있다.
굳이 동신촌법(同身寸法)[7]으로 설명하지 않아도 알 수 있다.

처음 이름을 지은 사람의 입장이 되면 자리는 자연스레 알게 된다.

백회(百會)는 말 그대로 온갖 길이 다 모이는 곳이다. 사통팔달의 요지라는 말이다. 그곳은 중심, 중앙이다. 양쪽 귀 끝과 양쪽 눈썹의 중앙에서 똑바로 올라간 선이 만나는 점으로 머리 꼭대기 부분의 정중앙, 중심을 지칭한다. 모든 것이 모이는 곳으로 많은 질병을 다스리는 자리란 뜻이다.

배꼽은 순 우리말로 뱃복, 배의 복판(한가운데, 중심, 중앙)

---

7) 환자 손가락의 넓이와 길이를 기준으로 혈의 위치를 잡는 방법이다. 이 단원은 일반인 독자분들은 무시하고 넘어가도 좋을 듯싶다. 한의대생과 한의사들을 대상으로 쓴 글이기 때문이다.

이란 뜻이다.

얼굴에서 코와 입 사이에 위치한 인중(人中)은 인체의 중앙이란 뜻이다.

그렇다면 배꼽을 인중이라고 불러야 마땅한데, 왜 우리 조상들은 코와 입 사이를 인중, 곧 사람의 중앙이라고 불렀을까. 바로 얼굴이란 몸 하나에서 인체가 그려지는데, 그 얼굴의 중심에 해당하는 곳이 그곳이란 뜻이다. 당연히 백회, 인중, 배꼽이 같은 자리로서 같은 효과를 낸다.

양지(陽池)는 햇볕이 잘 드는 연못이란 뜻이니까 손바닥(陰)이 아닌 손등(陽)에서 물이 고일 정도의 옴폭한 곳(연못)이다. 그렇다면 손등뿐만 아니라 발등이나 허리에서도 엉덩이 윗부분의 옴폭한 곳이 양지와 같은 자리이고 똑같은 효능을 내는 곳인 줄 짐작가능하다. 이마에서는 인당(印堂)이 그곳이다.

대릉(大陵)은 큰(大) 언덕(무덤, 陵)을 뜻한다. 무덤이 암시하듯, 우리 몸에서 음지(복부나 팔 안쪽)에 해당하면서 볼록 솟은 곳을 지칭한다. 손목 안쪽만이 아니라 아랫배 치골도 같은 자리이자 같은 효과를 내는 곳이라는 것을 미루어 짐작할 수 있다.

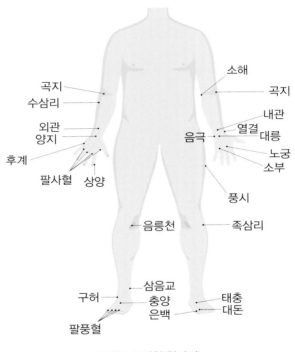

그림 9-3 경혈(혈자리)

인체파동원리를 배우면, 경락을 무시하고 아무 데나 침을 놔도 왜 낫는지 그 이유를 알게 된다. 예전에 내가 놓았던 침자리들이 그냥 아무 자리가 아니었음을 알게 되었다.

필자가 동방불패(東邦不敗)침[8]으로 자부했던 혈들이 나름 효과가 탁월한 자리였던 것이다.

백회(百會)는 중심이 되는 곳이므로 모든 질환에 두루 사용할 수 있다. 파동의 중심지, 진원지이기 때문이다.

풍부(風府)는 바람이 모이는, 바람이 시작하는 곳이다. 바람은 고기압에서 저기압으로 분다.

어디에 바람이 많이 불까? 경계다.

온도 변화가 급격한 곳(추운데서 더운 곳의 경계)이다. 기온차가 심한 해안가나, 산의 정상이나 언덕이다.
물론 골짜기처럼 갑자기 좁아지는 곳도 바람이 많이 모인다. 우리 몸에서 산의 정상에 해당하면서 용을 많이 쓰는 머리와 목의 경계를 풍부혈이라고 이름 지은 이유는 당연하다. 그런 곳이 목에만 있을까?

---

8) 인체파동원리를 알기 전에 필자가 통치혈로 썼던 혈자리들. 백회, 풍부, 팔풍혈, 팔사혈, 곡지, 수삼리, 내관, 외관, 합곡, 후계, 태충, 족삼리, 삼음교 등이다. 이 혈자리들에 대해 설명한다.

한 몸(마디, 조직)의 끝이기도 하면서 협소해지는 곳은 머리(뒤통수)와 목의 경계뿐만 아니라 겨드랑이, 유방, 음부(陰部), 손목이나 발목 또는 열 손가락이 갈라지는 사이에 있는 8개의 팔사(八邪)혈과 열 발가락이 갈라지는 사이에 있는 8개의 팔풍(八風)혈이다.

뒤통수에 위치한 풍부혈은 여기와 관련된 질환에 치료 효과가 크다. 해안가와 골짜기에 바람이 많이 불 듯, 우리 몸에서 그런 곳이 손(발)가락이 갈라지는 부위로서 팔사혈·팔풍혈이다.
사기(邪氣, 요상한 기운)도 눈에 보이지는 않지만 섬뜻섬뜻한 기운이 마치 자연 현상인 바람(風)과 비슷해 바람이 다니는 길로 들락거린다고 보았다. 따라서 바람이 많이 부는 곳에 해당하는 손가락이 갈라지는 사이에 있는 8개의 혈을 발의 팔풍혈에 대구법(對句法)을 써서 팔사혈이라고 명명한 것이다.

그렇다면 굳이 손가락을 팔풍혈이 아닌 팔사혈이라고 이름 지은 이유는 무엇일까. 아무래도 자연 현상인 바람보다 눈에 보이지 않는 사악한 기운이 더 변화가 심해 종잡을 수 없기 때문일 것이다. 발가락보다는 손가락의 활동성이 더 크기 때문에 발은 팔풍혈, 손은 팔사혈이라고 작명했을 것으로 짐작된다.

열 개의 손(발)가락이 갈라지는 곳은 목과 어깨의 경계, 겨드랑이, 사타구니와 같은 자리로서 이곳들을 치료하는 자리다.

차렷 자세를 했을 때 허벅지 바깥쪽에서 가운뎃손가락 끝이 닿는 부위가 풍시(風市)혈이다. 바람이 모이는 시장이다. 당연히 바람이 많이 부는 곳이란 뜻이니까 뒤통수 아래 위치한 풍부혈과 같은 자리란 것을 짐작할 수 있다.

인체파동원리에서 허벅지는 머리와 목에 해당한다. 바람이 많이 모이는 특성을 고려할 때 당연히 허벅지라는 한 몸에서 머리와 목의 경계가 풍시혈이란 걸 유추할 수 있다. 뒤통수 아래에 위치한 풍부혈이나 허벅지 바깥쪽의 풍시혈이 모두 머리와 목의 경계로서 똑같은 치료 효능을 가진 혈이란 것을 이름만 봐도 알 수 있다.

그렇다고 허벅지 바깥쪽만 풍시혈이란 뜻은 아니다. 머리와 목의 경계가 다 풍시혈에 해당한다고 보면 된다. 다시 말해 경혈학 교과서에 나오는 혈자리 위치에 한정해서 볼 게 아니란 얘기다. 풍부혈, 팔풍혈, 팔사혈도 풍시혈에 해당한다는 거다.

그렇다면 하나의 혈로 이름하면 될 텐데 굳이 다르게 작명한 이유는 뭘까?

반복을 피하면서도 제각기 미세한 차이가 있기 때문이다. 부(府)는 창고, 시(市)는 시장이다. 창고는 협소하고, 시장은 넓다. 같은 목 자리지만 목은 좁고, 허벅지는 굵다. 이런 차이를 혈자리 이름으로 세밀하게 표현했다고 필자는 생각한다.

곡지(曲池)는 구부러진 곳에 위치한 연못이란 뜻이다. 우리 몸에서 구부러지는 곳은 어딜까? 팔꿈치뿐만 아니라 겨드랑이, 사타구니, 무릎 접히는 곳, 손(발)가락 뿌리마디 · 중간마디 · 끝마디도 모두 구부러진 연못이다. 이곳들도 곡지혈을 대신해 사용할 수 있는 치료자리들이다. 팔꿈치에 위치한 곡지혈은 우리 몸에서 구부러진 모든 곳을 치료할 수 있는 혈이다.

수삼리(手三里)는 팔꿈치에서 횡지(橫指) 세 마디 아래에 위치한 자리로 인체파동원리로 보면 흉추 4~5번에 해당한다.

심장, 간, 위장, 쓸개와 관련된 질환에 효과가 있다. 아래팔
에서 몸 하나가 만들어지고 팔꿈치머리가 두개골과 경추에
해당하므로 곡지혈이 얼추 흉추 1번, 손목 복사뼈가 엉덩이
뼈와 꼬리뼈라고 보면 된다.

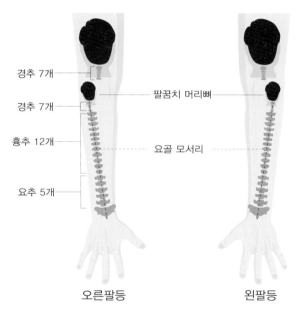

경추 7개

경추 7개

흉추 12개

요추 5개

팔꿈치 머리뼈

요골 모서리

오른팔등   왼팔등

그림 9-4 양쪽 팔등에서의 파동자리

족삼리(足三里)는 인체파동원리로 보면 흉추 1~2번에 해당
하는 자리이므로 심장과 폐, 기관지질환에 효과가 있다. 아
랫다리에서 무릎뼈가 뒤통수와 경추가 되므로 족삼리혈이

흉추 1번, 발목 복사뼈 근처가 대강 엉덩이뼈와 꼬리뼈라고
생각하면 이해가 쉽다.

자율신경을 담당하는 척추와 척수신경이 담당하는 피부분절
(dermatomes)과 근육분절(myotomes)을 이해하면 치료가 훨
씬 쉽다.

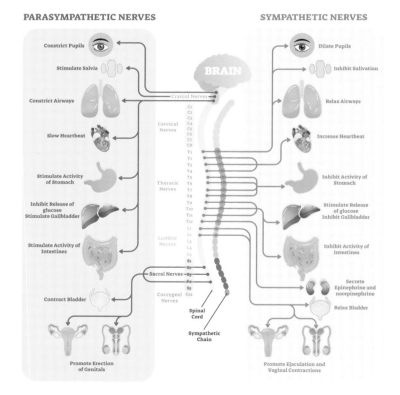

PARASYMPATHETIC AND SYMPATHETIC
NERVOUS SYSTEMS

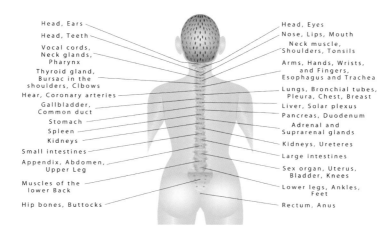

Head, Ears
Head, Teeth
Vocal cords, Neck glands, Pharynx
Thyroid gland, Bursac in the shoulders, Clbows
Hear, Coronary arteries
Gallbladder, Common duct
Stomach
Spleen
Kidneys
Small intestines
Appendix, Abdomen, Upper Leg
Muscles of the lower Back
Hip bones, Buttocks

Head, Eyes
Nose, Lips, Mouth
Neck muscle, Shoulders, Tonsils
Arms, Hands, Wrists, and Fingers, Esophagus and Trachea
Lungs, Bronchial tubes, Pleura, Chest, Breast
Liver, Solar plexus
Pancreas, Duodenum
Adrenal and Suprarenal glands
Kidneys, Ureteres
Large intestines
Sex organ, Uterus, Bladder, Knees
Lower legs, Ankles, Feet
Rectum, Anus

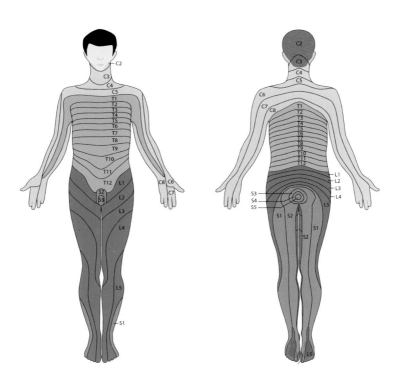

내관(內關)은 우리 몸의 앞쪽인 복부나 팔 안쪽, 종아리에서 관문(關門, 경계에 세운 문)이 되는 곳이다. 자연스레 배꼽과 생식기의 대문 역할을 하는 곳임을 짐작할 수 있다. 자궁, 생식기, 대장과 소장질환에 효과가 있다.

외관(外關)은 우리 몸의 뒤쪽, 곧 등과 팔등, 정강이 바깥쪽에서 경계에 세운 문에 해당하는 곳이다. 등과 허리질환에 두루 사용할 수 있다.

삼음교(三陰交)는 우리 몸에서 복부에 해당하는 곳으로 복부질환에 효과가 좋다. 팔 안쪽의 내관이 손의 삼음교라는 걸 짐작할 수 있다.

합곡(合谷)은 계곡이 합쳐진 곳이다. 계곡은 이 산과 저 산이 갈라지는 골짜기다. 우리 몸에서, 이 산과 저 산이 만나 옴폭 패인 곳은 어딜까?

숲과 물이 흐르는 곳이 먼저 연상된다. 또한 한 몸(마디, 구조)과 다른 몸(마디, 구조)이 만나는 사이(틈)를 말한다. 두 다리 사이다.

경락학설에서 합곡은 엄지와 검지 사이 피부가 함몰된 곳 (①과 ⑥)을 말한다. 엄지와 검지를 붙인 상태에서 생기는 주름의 끝에서 손목 방향으로 옴폭 들어간 곳이다.

인체파동원리에서는 엄지손가락 손허리뼈와 둘째손가락 손허리뼈가 만나는 곳(⑪과 ⑫)을 지칭한다.

이 계곡과 저 계곡이 합쳐진 곳이라는 합곡 본래의 뜻에 충실한 곳은 어딜까? 이 마디와 저 마디가 합쳐지는 곳이 어디겠는가?

또 무수히 많은 경혈 중에서 굳이 합곡과 태충을 '사관(四關, 4개의 관문)'이라고 부른 이유는 뭘까?

관문(關門)은 외부에서 내부로 들어오는 경계에 세운 문이다. 이곳은 밖에서 안으로 들어오는 통로임과 동시에 빗장으로 방어를 할 수 있는 곳을 의미한다. 양손에 있는 합곡과 양 발등에 있는 태충(太衝)이 몸통의 관문(대문)이란 뜻이다. 이곳은 몸통의 경계인 겨드랑이와 사타구니를 의미한다. 이관(二關)이라고 부르지 않고 사관이라고 한 것은 네 곳의 혈자리가 서로 다른 효과를 낸다는 것을 암시한다.

왼쪽 겨드랑이, 왼쪽 사타구니, 오른쪽 겨드랑이와 오른쪽 사타
구니가 네 개의 관문으로 각기 다른 효과를 낸다는 뜻이다.

경락학설에서는 경락(경혈)이 좌우가 같다. 왼쪽 합곡과 오른쪽
합곡이 같은 효과를 낸다고 본다. 하지만 인체파동원리에서는
좌우 혈의 기능이 다르다. 왼쪽 합곡과 오른쪽 합곡의 치료 효과
가 전혀 달라진다.

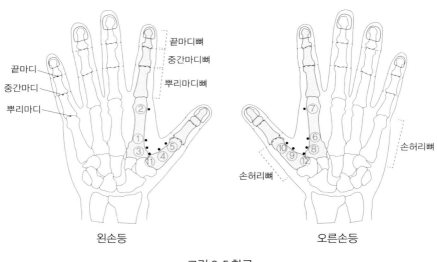

그림 9-5 합곡

왼쪽 합곡에서 왼손 둘째손가락 손허리뼈 방향으로 치우쳐
지압할 경우(①) 경락학설에서의 왼쪽 합곡자리다. 이곳은

파동원리로 보면 오른쪽 옆구리와 오른쪽 아랫배(상행결장)
다. 당연히 오른쪽 날갯죽지나 옆구리, 허리가 좋아진다. 오
른쪽 아랫배도 편해진다.

왼쪽 합곡에서 왼손 둘째손가락 뿌리마디 쪽(손가락 방향)
으로 내려가며 지압하면(②) 오른쪽 옆구리에서 오른쪽 어
깨로 올라가는 방향에 해당하므로 간, 담낭, 폐, 오른쪽 날
갯죽지 및 오른쪽 어깨가 좋아진다.

왼쪽 합곡에서 왼손 둘째손가락 손허리뼈에 치우쳐 손목 방
향으로 올라가며 지압하면(③) 오른쪽 옆구리에서 오른쪽
허리로 내려가는 방향에 해당하므로 자궁이나 난소, 생리
통, 방광질환 및 맹장염 등에 효과를 볼 수 있다.

반대로 왼쪽 합곡에서 왼손 엄지손가락뼈 방향으로 치우쳐
지압하거나 침을 놓을 경우에는(④) 그곳은 오른쪽 사타구
니와 무릎의 중간 부위로서 허벅지 안쪽 중앙에 해당한다.
오른쪽 넓적다리가 당기거나 시리면서 저린 사람, 좌골신경
통, 허벅지 통증이 개선된다. 오른쪽 아랫배도 해당하므로
담낭염, 맹장염, 생리통, 방광염, 요로결석 등에도 효과가

좋다. 물론 넓적다리는 머리와 목, 넓적다리 뒤쪽은 얼굴의 대응자리이므로 두통이나 편두통, 어지럼증, 경추질환, 이명, 난청, 비염, 안과질환에도 효과가 좋다.

또한 허벅지뼈의 중간이므로 한 몸(마디, 구조)의 중앙에 해당해 신장과 관련이 깊다. 신장·갑상선·편도질환에도 효과가 좋다. 물론 위장이나 간에도 효과를 볼 수 있다.

왼쪽 합곡에서 왼손 엄지손가락 중간마디 방향으로 치우쳐 지압하면(⑤) 그곳은 오른쪽 넓적다리에서 무릎으로 내려가는 방향에 해당하므로 오른쪽 무릎이나 오금, 오른쪽 허벅지 안쪽, 오른 아랫배 통증이나 상행결장이 좋아진다. 물론 무릎은 머리와 목의 대응자리이므로 두통, 어지럼증, 이명, 난청, 안과질환, 편도, 감기, 갑상선질환에도 효과가 좋다.

오른쪽 합곡에서 오른손 둘째손가락 손허리뼈 방향으로 치우쳐 지압할 경우(⑥) 경락학설에서의 오른쪽 합곡자리다. 이곳은 왼쪽 옆구리와 왼쪽 아랫배(하행결장)에 해당한다. 당연히 왼쪽 날갯죽지나 옆구리, 허리 통증이 좋아진다. 물론 왼쪽 아랫배도 편해져 변비, 설사, 복통도 개선된다.

오른쪽 합곡에서 오른손 둘째손가락 뿌리마디 쪽(손가락 방향)으로 내려가며 지압하게 되면(⑦) 왼쪽 옆구리에서 왼쪽 어깨로 올라가는 방향에 해당하므로 그 부위에 해당하는 췌장, 비장, 위장, 심장, 폐, 왼쪽 날갯죽지, 왼쪽 어깨 및 목이 좋아진다.

오른쪽 합곡에서 오른손 둘째손가락 손허리뼈에 치우쳐 손목 방향으로 올라가며 지압하면(⑧) 그곳은 왼쪽 옆구리에서 왼쪽 허리로 내려가는 방향에 해당하므로 자궁이나 난소, 생리통, 방광질환 및 대장질환 등에 효과를 볼 수 있다. 왼쪽 아랫배가 편해진다.

반대로 오른쪽 합곡에서 엄지손가락뼈 방향으로 치우쳐 지압하거나 침을 놓을 경우에는(⑨) 그곳은 왼쪽 사타구니와 무릎의 중간 부위, 곧 왼쪽 허벅지 안쪽 중앙에 해당한다. 왼쪽 넓적다리의 문제가 개선된다. 왼쪽 아랫배도 해당하므로 왼쪽 아랫배 통증, 변비, 설사, 생리통, 신우신염, 요로결석 등에도 효과가 좋다. 넓적다리는 머리와 목, 허벅지 뒤쪽은 얼굴의 대응자리이므로 머리와 목, 안이비인후과·신장질환에도 효과를 볼 수 있다.

오른쪽 합곡에서 오른손 엄지손가락 중간마디 방향으로 치우쳐 지압하면(⑩) 왼쪽 넓적다리에서 왼쪽 무릎으로 내려가는 방향에 해당하므로 왼쪽 무릎이나 왼쪽 오금, 왼쪽 넓적다리 안쪽, 왼쪽 아랫배와 하행결장에 해당한다. 왼쪽 무릎관절염이나 왼쪽 넓적다리 안쪽, 왼쪽 옆구리 및 복통, 변비나 설사, 편도나 감기, 갑상선질환에 효과가 좋다.

이 골짜기와 저 골짜기가 만나 합쳐지는 합곡의 원래 의미를 생각한다면, 한 몸(마디, 구조)의 중간에 위치한 옆구리(①, ⑥)나 허벅지(④, ⑨)가 합곡일 수가 없다. 자연스레 우리 몸에서 골짜기와 골짜기가 만나는 곳이 떠오를 것이다. 몸통과 어깨가 만나는 겨드랑이, 위팔과 아래팔이 만나는 팔꿈치, 넓적다리와 정강이가 만나는 무릎, 몸통과 허벅지가 만나는 서혜부 근처다.

따라서 엄지손가락 손허리뼈와 둘째손가락 손허리뼈가 합쳐지는 그곳(⑪, ⑫)이 우리 조상들이 합곡이라고 했던, 원래(原來)의 합곡자리다. 파동원리에서 보는 합곡자리(⑪, ⑫)다.

그렇다면 파동원리로 보는 태충(太衝)혈의 위치를 짐작할 수 있을 것이다. 엄지발가락뼈와 둘째발가락뼈가 갈라지는 곳이다.

합곡과 태충은 같은 자린데, 굳이 태충이라고 부른 이유는 뭘까?

경락학설에서 발의 태충이 경락학설에서의 손의 합곡보다 갈라지는 뼈 쪽에 더 가까이 위치하고 있다. 그곳에 침을 놓았더니 손의 합곡보다 효과가 더 커서 '태충'이라고 붙였다. 굳이 표현하면 손의 합곡보다 더 효과가 좋은 합곡이라고 할 수 있다. 따라서 우리 조상들이 처음 작명한 본래의 뜻에 가까운 의미에서의 합곡과 태충자리는 양쪽 엄지뼈와 검지 뼈가 갈라지는 사이임을 알 수 있다.

왼쪽 합곡(⑪)과 태충은 오른쪽 서혜부로서 오른쪽 하체의 걸음 걸이 문제, 고관절이나 무릎, 발목 통증과 오른쪽 상행결장과 자 궁, 난소, 비뇨생식기질환에 효과가 좋다. 오른쪽 다리가 양반다 리가 안 될 때 효과를 볼 수 있다.

물론 왼손(발) 둘째손(발)가락뼈에 치우쳐 지압하면 왼손

(발) 둘째손(발)가락이라는 한 몸에서 손(발)가락 끝과 힘의 균형을 이루는 반대편 끝이므로 오른쪽 손목이나 오른 팔꿈치, 오른 어깨질환에도 효과를 볼 수 있다.

오른쪽 합곡(⑫)과 태충은 왼쪽 서혜부로서 왼쪽 다리가 양반다리가 안 될 때를 포함한 왼쪽 다리의 모든 문제와 왼쪽 하행결장, 자궁질환, 대장, 직장, 항문, 비뇨생식기질환에 효과를 볼 수 있다.

오른손(발) 둘째손(발)가락뼈쪽으로 치우쳐 지압하면 오른쪽 둘째손(발)가락이라는 한 몸에서 손(발)가락 끝과 힘의 균형을 이루는 반대편 끝이므로 왼쪽 손목이나 왼쪽 팔꿈치, 왼쪽 어깨질환에도 효과를 볼 수 있다. 다시 말해 우리 조상들이 처음 합곡과 태충이라고 이름 지었던 원래의 의미를 생각하면,

왼쪽 합곡과 태충은 오른쪽 팔다리를, 오른쪽 합곡과 태충은 왼쪽 팔다리를 치료하는 데 특효한 자리라는 것을 알 수 있다.

배가 아프거나 체했을 때 가장 많이 사용하는 혈이 합곡이다. 하지만 경락학설의 합곡보다 발바닥에 위치한 용천(湧

泉) 혈이 더 효과를 볼 수 있는 곳이다.

용천은 물이 솟아나는 샘이다. 흐르거나 고인 물은 먹기 거북하다. 샘솟는 물은 생명수다. 우리 몸에서 생명수를 마시는 역할을 하는, 탁월한 효과를 내는 명혈(名穴)이란 뜻이다. 그곳은 위장자리로서 머리와 목도 풀어 주는 자리이다.

후계(後溪)는 뒤쪽에 있는 계곡이란 뜻이다. 합곡의 뒤쪽이란 의미도 있다고 생각한다. 계곡이 합쳐지는 곳이란 뜻의 합곡과 비슷한 효과를 낸다고 보면 된다. 후계의 위치는 새끼손가락 뿌리마디 위 손허리뼈에 해당하므로 인체파동원리로 보면 겨드랑이 아래, 가슴, 날갯죽지, 고관절 및 넓적다리에 해당한다. 가슴과 등, 어깨, 허리, 넓적다리 및 생리통증에 사용할 수 있다. 침구의학에서 어깨 통증에 주로 사용하는데 이는 깊이 찌를 경우 어깨에 해당하는 넷째손가락 뿌리마디 부위를 건드리기 때문이다.

왼쪽 후계는 왼쪽 고관절과 왼쪽 어깨 통증, 심장과 폐질환에, 오른쪽 후계는 오른쪽 고관절과 오른쪽 어깨 통증, 간과 폐질환에 효과를 낸다.

결국 혈자리만 봐도 우리 조상들이 아무렇게나 혈을 작명한 게 아님을 알게 된다. 경혈은 우리 조상들이 여기저기 찔러봐서 축적된 경험으로 찾아낸 자리가 아니다. 자연과 사람이 작동하는 원리를 이해하고 그 원리를 우리 몸에 적용해 혈자리를 찾아내고 작명한 것이다.

수많은 혈자리의 적응증이 특정 질환에만 효과를 내는 것이 아니라, 전혀 상관 관계가 없어 보이는 질환들에도 효과를 내는 것만 보더라도 그들은 뛰어난 지혜의 소유자였음을 알게 된다. 단순히 경험의 축적으로 찾아낸 적응증을 첨가하고 나열한 것이 아님을 이해할 수 있다.

혈자리의 이름만 봐도 그렇다. 균형원리를 이해하지 않고는 불가능한 일이다. 이 혈과 저 혈의 상관 관계, 상하 균형 · 좌우 균형을 그림으로 도식화 하다 보니 선을 그은 게 경락의 출발이다. 물결이 퍼져 간다니까 에너지의 전달이 물결로 전달이 된다고 착각하는 것과 비슷하다.
다만 우리 조상들이 처음 경혈을 작명했을 때에는 글이 없어도 말만으로도 충분히 의사 전달이 이루어졌던 데 반해, 현재는 그때의 언어를 잃어버린 시대에 살고 있기 때문에 잡다한 언어의 홍수 속에 '옛 조상들의 지혜를 잃어버린' 시대에 살고 있다.

'미(美)'를 예로 들면 '아름답다, 맛있다, 좋다' 등으로 풀어 쓸 수 있다. 파자(破字)하면 '양(羊)이 큰(大)' 것이 미(美)다. 양은 커야 나에게 이득이 된다는 뜻이다. 미국이란 나라도 한때는 우리에게 득이 되는 좋은 나라였기에 미국(美國)이라고 불렀다. 이처럼 뜻글자가 소리글자보다 고급언어로 어렵다. 많은 말을 하나의 단어로 함축할 수 있지만, 반대로 다양하게 해석될 여지가 많기 때문이다.[9]

결국 한의학이 살 길은 서양학문이나 첨단(?)과학과의 결합이 아니라, 잃어버린 원류를 되찾는 데서 다시 시작해야 한다. 없는 데서 길을 찾아낸 우리 조상들의 뛰어난 지혜와 언어를 이해하는 데서 진정한 발전이 이루어진다고 필자는 생각한다.

인체파동원리 덕분에 한의학이 얼마나 뛰어난 학문인지, 우

---

9) 조상을 이해하려면 그들이 쓴 언어를 이해하는 데서 출발한다는 것을 강조하고 싶을 뿐이다.

리 조상들이 얼마나 대단한 존재였는지 알게 되었다. 필자가 한의사라는 게 자랑스럽다. 오늘 하루도 치열한 진료 현장에서 환우들과 씨름하면서도 즐거움과 보람을 느낄 수 있는 것은 바로 파동원리, 곧 균형원리를 통해 경혈의 원류를 이해한 덕분이다. 내가 가진 직업에 대해 애착이 생겼기 때문이다.

한의학이 수천 년 동안 핍박을 받아 오면서도 꿋꿋이 그 명맥을 이어 올 수 있었던 이유가 경혈(침)이나 한약이 축적된 경험의 산물이 아니라, 원리를 바탕으로 한 학문이었기에 가능했던 일이다.

인체파동원리로 '침은 과학'임을 쉽게 입증할 수 있습니다. 침이 낫게 하는 이유를 설명할 수 있다는 얘기입니다. 과학이란 지구의 참된 이치를 입증하는 것입니다.

하지만 세상 사람들은 파동침의 효과를 과학이 아니라 기적이라고 부르니, 답답할 노릇입니다.

파동원리를 처음 접하면 기적으로 다가오지만, 시간이 지나면 당연히 과학으로 인식됩니다.

많은 사람들이 기적을 과학으로 접할 수 있게, 나와 여러분은 사랑의 정신으로 부단(不斷)히 노력을 해야 합니다. 지식은 곧 힘이며 과학입니다.

_인체파동원리 창안자 박종부

제10장

증상(질환)에 따른
간편 지압법

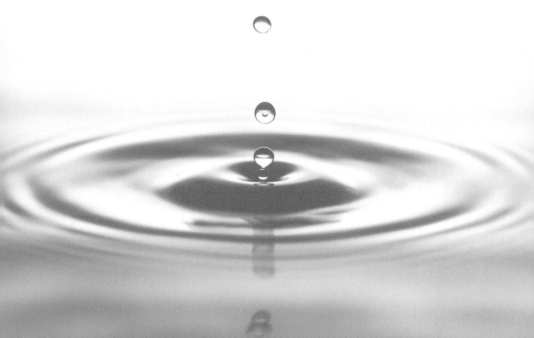

이 장에서 언급한 지압자리는 일반인들이 손쉽게 지압할 수 있도록 수많은 치료자리 중에서 대표적인 몇 군데를 표시한 것에 불과하다. 당연히 치료자리 한두 개 안다고 다 되는 것은 아니다. 병의원이 넘쳐나는 이유가 무엇 때문이겠는가? 우리 몸이 간단하지 않기 때문이다.

보다 자세한 내용은 전문가의 도움을 받기를 권한다. 그림도 이해를 돕기 위한 방편이다. 실제 인체 구조와 다를 수밖에 없다. 또 사람마다 다 다르다. 따라서 참고만 하기를 바란다.

머리 · 목 · 피부질환

두통

양쪽 가운뎃손(발)가락 끝마디뼈 중 한 군데를 선택해 집중적으로 눌러 주면 된다.

네 군데 자리가 똑같은 효과를 내는 곳이다. 그렇다고 네 군데 모두 지압하는 것보다 한 군데만 하는 게 더 효과가 좋다. 그래도 잘 모르겠으면 아픈 쪽의 반대편 손가락이나 발가락 중에서 한 군데를 눌러 주면 된다. 머리(제1통증)가 아프면 우리 몸에서 머리에 해당하는 제2통증(대응)자리인 가운뎃손(발)가락 끝마디뼈를 지압하는 식이다.

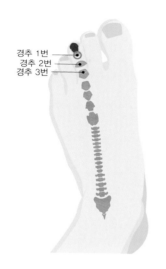

경추 1번
경추 2번
경추 3번

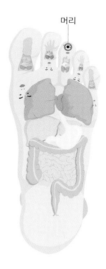

머리

두통

건망, 기억력 감퇴, 치매 예방

두통 지압자리를 참조해 지압하면 된다.

가운뎃손(발)가락 끝마디뼈는 파동원리로 보면 머리에 해당한다. 당연히 건망, 기억력 감퇴, 치매 예방에 좋다. 다음에 나오는 열경련, 경기(驚氣) 등 뇌질환에도 두루 쓸 수 있다.

파동원리는 균형원리, 시소원리(시소의 반대편을 다스려 균형을 잡는다)다.

한 몸(마디)의 끝의 문제는 그 반대편 끝을 치료점으로 삼으면 된다.

가운뎃손가락 끝의 문제는 손목 근처가 치료자리다. 손바닥 끝(항문)이나 손등에서 손목 근처(천골)가 여기다. 머리의 문제는 시소의 반대편인 손(발)가락 끝이나 척추의 반대편 끝인 허리, 곧 천골이나 생식기를 좋아지게 하면 된다는 얘기다.

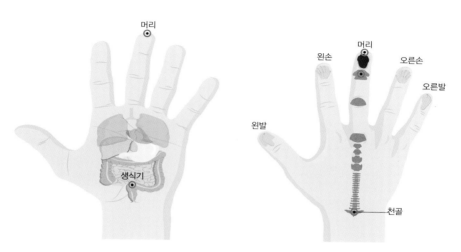

머리

생식기

왼손　머리　오른손
　　　　오른발
왼발

천골

건망, 기억력 감퇴, 치매 예방

열경련, 경기, 뇌발작, 수전증, 체머리, 뇌전증

머리와 목의 문제가 주된 원인이다. 물론 머리가 일하는 데
가장 중요한 게 피이므로 피를 보내는 심장과 피를 저장하
고 있다가 필요한 곳으로 보내는 간을 함께 치료하면 좋다.

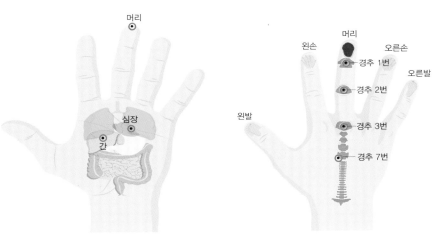

열경련, 경기, 뇌발작, 수전증, 체머리, 뇌전증

그림은 경추 1번, 2번, 3번과 경추 7번 그리고 심장과 간의
지압자리를 표시한 것이다.

코골이, 코피, 축농증, 코막힘

우선 코에 해당하는 파동자리를 지압한다.

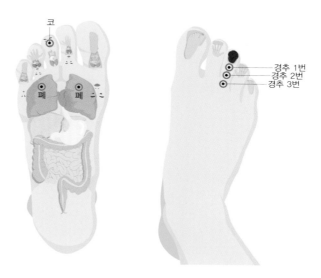

코골이, 코피, 축농증, 코막힘

가운뎃손(발)가락 끝마디뼈에서 지문(指紋)에 해당하는 얼굴에서 가장 튀어나온 곳이 코다. 얼굴에서 가장 돌출된 곳이 코이기 때문이다.

이곳을 지압하거나 경추 1번(끝마디), 2번(중간마디), 3번(뿌리마디)을 지압하면 좋다.

목감기

목감기로 편도가 아프면 인체에서 목에 해당하는 상박부 알통 부위를 다스린다. 침조차 삼키기 힘들거나 목이 쉬는 경우다. 편도는 외부에서 침입하는 세균들로부터 몸을 보호하는 수문장 구실을 한다. 편도가 없거나 그 기능을 잃어버리면 식도로 내려가는 세균이 식도에 상처를 주거나, 위장 장애를 일으키게 된다.

이때는 목에 해당하는 알통 주위를 지압한다.

팔을 약간 구부린 상태에서 주먹을 쥐면 양쪽 팔 안쪽 면에서 팔꿈치 위를 보면 알통이 그려진다. 볼록한 알통과 잘록한 경계면을 지압한다. 목이 텁텁할 때도 이곳을 누른다.
이곳을 지압한 다음 반대편 둘째손가락 중간마디(안쪽 면) 부위를 지압하면 지압으로 인한 멍이나 통증을 예방할 수 있다.

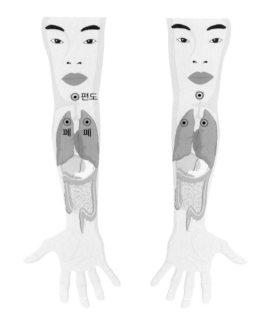

편도

폐 폐

목감기

목 통증, 목이 돌아가지 않을 때, 어깨 통증

목 전체를 풀어 주기 위해 먼저 경추 7번을 치료한 다음, 경추 3번, 마지막으로 경추 1번을 풀어 주면 된다.

왼쪽 목이나 어깨의 경우 심장이나 폐, 오른쪽 목이나 어깨의 경우 간이나 폐, 그리고 공통적으로 위장을 다스린다.

손바닥에서 가운뎃손가락뼈가 끝나는 곳이 위장이고, 발바닥에서 팔자(八字) 주름이 그려지는 곳(용천혈)이 위장이다. 이곳도 함께 지압하면 웬만한 목(어깨) 통증은 간단히 해결된다.

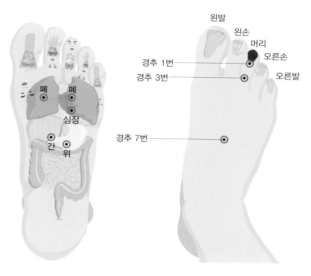

폐 폐
심장
간 위

왼발
왼손
머리
경추 1번
오른손
경추 3번
오른발

경추 7번

목 통증, 목이 돌아가지 않을 때, 어깨 통증

중이염, 이명, 난청

귀는 얼굴의 한가운데인 코의 옆선에 위치한다. 자연스레 코 지압자리를 참조해 그 옆 부위를 만져 제일 아픈 곳을 지압하면 된다. 물론 코 자리를 지압해도 좋다. 당연히 코질환의 경우 귀 지압자리를 지압해도 좋아진다. 균형자리이기 때문이다.

잘 모르면 한 몸(마디)의 가운데 부위에서 옆쪽 라인을 만져 제일 아픈 곳을 지압하면 된다.

몸통의 경우 갈비뼈가 끝나는 옆구리가 귀와 같은 자리란 뜻이다. 몸통에서 얼굴이 그려지면 귀가 어디쯤 위치하는지 생각해 보면 알 수 있을 것이다.

귀 대응자리, 신장, 허리(고관절), 간, 비장을 다스린다.

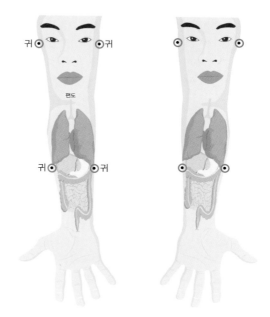

중이염, 이명, 난청

여드름, 거친 피부, 주름

얼굴의 피부와 관련해 우선 치료할 자리는 경추 1번, 2번, 3
번이다. 얼굴이 흉복부의 오장육부와 같은 파동자리이므로
대응해서 치료하면 된다.
왼쪽 눈가의 바깥쪽 주름은 비장과 하행결장에 해당하므로
그곳을 집중적으로 치료하는 식이다.
코와 입 주변의 여드름은 부신(신장)과 장을 집중 치료한다.
심장, 간, 위장, 소장과 대장이 함께 좋아져야 효과를 볼 수
있다.

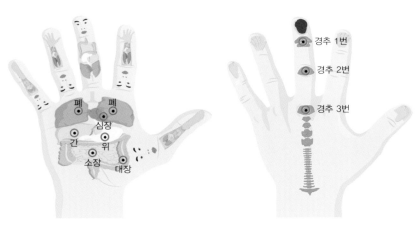

여드름, 거친 피부, 주름

가려움, 두드러기, 아토피 피부질환

피부의 문제는 장의 문제다. 밖과 안이 균형을 이루기 때문
이다. 소장, 위장이나 간, 비장, 부신(신장)과 관련이 깊다.
호흡기의 영향도 많이 받으므로 흉선, 폐를 함께 치료하면
된다.

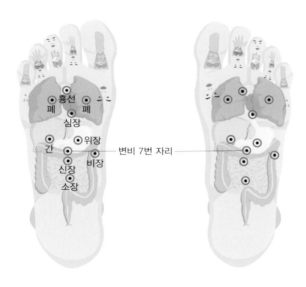

가려움, 두드러기, 아토피 피부질환

입이 헐었을 때, 입술이 부르틀 때, 혓바늘이 돋을 때

입은 자궁과 생식기의 제2통증자리이므로 당연히 자궁이나 생식기질환을 의심할 수 있다.

또한 위장의 관문이므로 위장질환도 의심된다. 검사상 이상 유무가 중요한 게 아니다. 자궁이나 생식기, 장이나 위장이 힘들어하고 있다는 거다. 이곳들을 좋아지게 치료하면 된다.

일차적으로는 입에 해당하는 파동자리를 지압한 다음, 자궁이나 생식기, 장이나 위장자리를 치료하면 된다.

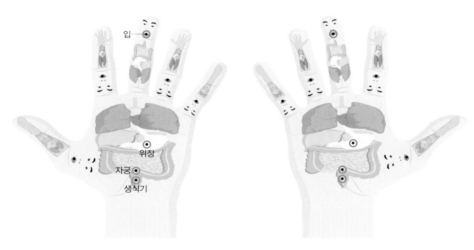

입이 헐었을 때, 입술이 부르틀 때, 혓바늘이 돋을 때

입 냄새(구취)

입이 헐었을 때의 지압자리를 참조하면 된다.

한의학에서 입 냄새는 간의 열로 본다. 간이 용을 써서 힘들어져 그 열이 입으로 올라왔다는 얘기다.

입 대응자리와 함께 위장과 간, 부신(신장)을 치료하면 된다.

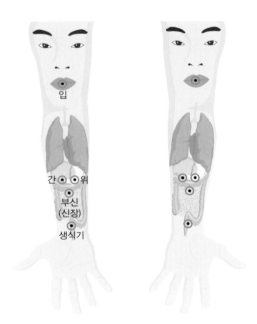

입 냄새(구취)

열이 나고 편도가 부을 때, 감기, 기관지염, 천식

뇌와 목의 긴장을 우선 풀어 준 다음, 편도, 흉선, 폐, 부신
(신장)을 다스리면 된다.
경추 1번, 2번, 3번, 편도, 흉선, 폐, 부신(신장) 파동자리를
지압하면 된다.

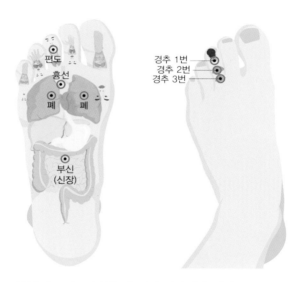

열이 나고 편도가 부을 때, 감기, 기관지염, 천식

갑상선항진 · 저하

갑상선은 목 안쪽에서 가운데에 위치한다.

얼굴에서 코, 몸통에서 부신(신장)과 같은 파동자리다.

갑상선 자리와 함께 코와 부신(신장)의 파동자리를 번갈아
가며 지압하면 좋다.
자궁과 함께 경추, 심장도 다스린다.

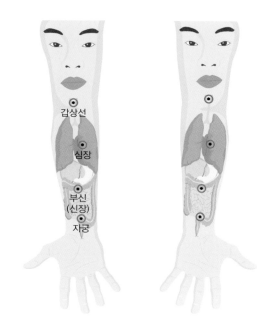

갑상선항진·저하

공부 집중력 강화

공부를 잘하기 위해서는 목표 의식이 있어야 한다. 공부를 왜 해야 하는지 그 이유가 분명해야 한다. 그렇다고 너무 잘하려고 욕심을 내면 더 안 되는 법이다. 오작동이 발동되기 때문이다. 마음을 비워야 한다. 머리의 긴장을 풀어 주고, 심장과 간, 위장, 대장을 다스리면 된다.

또한 적절한 운동을 통해 정신과 육체의 조화, 곧 균형을 맞춰 줘야 한다. 몸도 마음도 평안하게 해 주면 공부는 잘 되고, 집중력은 자연스레 생긴다.

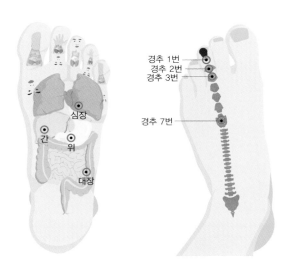

공부 집중력 강화

탈모

머리의 긴장과 스트레스가 많다는 얘기다. 사막이나 건조한
땅에는 풀이 자라기 힘들다. 열이 많아 건조해졌다, 수분이
부족하다는 얘기다.

머리와 목의 긴장을 풀어 주고, 피를 보내는 심장과 피의 양
을 조절하는 간과 함께 한의학에서 수분을 담당하는 신장을
다스리면 된다.

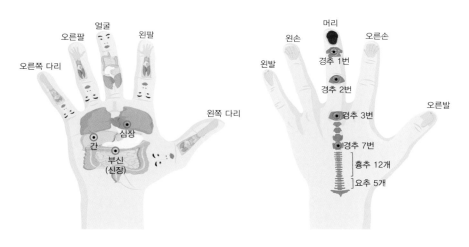

탈모

가슴 · 배질환

어지럼증, 메슥거림, 토할 때, 소화불량, 명치 통증, 식체, 급체

주로 위장이나 간, 비장의 문제로 생긴다.

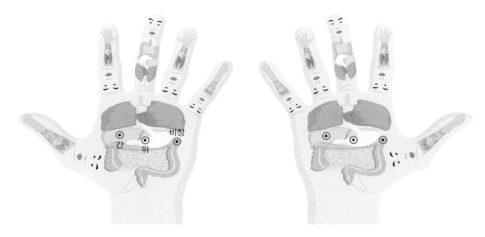

어지럼증, 메슥거림, 토할 때, 소화불량, 명치 통증, 식체, 급체

변비 7번 자리인 파동의 중심을 지압하면 된다. 한 몸(마디)의 중앙이다. 손바닥에서는 가운뎃손가락뼈가 끝나는 부위로서 옴폭한 데다.

이명이나 이석증과 같이 귀질환이 원인인 어지럼증의 경우
귀와 목, 신장의 파동자리를 번갈아 가며 지압하면 된다.

복통

복통의 부위는 다양하다. 위팔과 아래팔의 안쪽 면에 몸통
이 그대로 대응한다. 허벅지 뒤쪽과 종아리도 마찬가지다.

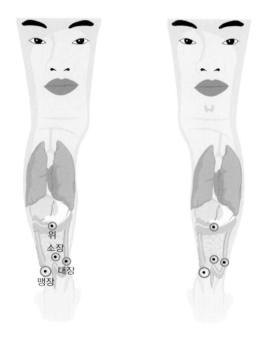

복통

왼쪽 아랫배가 아픈 경우에는 왼쪽 아래팔에서 한의사가 진맥하는, 맥박이 뛰는 부위를 만지면 된다.

배꼽 아래 부위가 아프면 팔에서 내관혈 근처를 지압하면 된다.

상행결장이 아프면 오른쪽 종아리에서 삼음교혈 근처를, 하행결장이 아픈 경우에는 왼쪽 종아리에서 삼음교혈 부위를 지압하면 된다.

만져서 유난히 아픈 곳이 지압자리다.

불면

불면의 원인은 크게 두 가지다.

첫째는 걱정, 근심, 불안 때문이다.
생각이 많고, 머리가 복잡하단 얘기다.

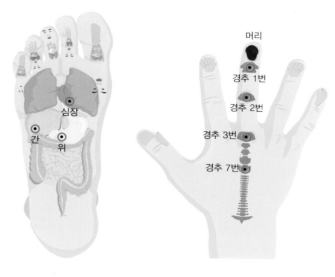

불면

뇌와 목, 심장을 풀어 주면 된다.

둘째는 위장의 문제다.

흔히 야식을 먹거나 과식을 한 뒤 잠을 설친 경험이 있을 것
이다.

위장이나 간을 다스리면 된다.

심근경색, 협심증, 심장질환

심장에 해당하는 파동자리를 지압하면 된다. 아울러 심장의 자율신경이 나오는 경추 모두와 흉추 1~2번에 해당하는 척추자리도 번갈아 가며 지압하면 좋다.

흉추라는 한 몸에서의 끝이 흉추 1번이라면 파동원리로 보면 경추 1번, 요추 1번도 같은 파동자리다. 이곳을 치료해도 똑같은 효과를 낸다.

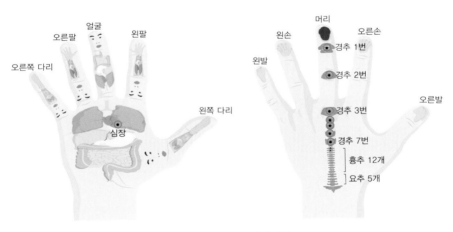

심근경색, 협심증, 심장질환

갱년기 장애: 가슴 두근거림, 불안, 우울증, 상열감, 식은땀

갱년기는 제2의 사춘기다.

내 몸이 노화하는 데 대한 반발심, 이유를 모르는 항변이다.

머리와 심장, 간의 긴장을 풀어 주면 된다. 호르몬과 관련한
갑상선, 자궁, 부신, 신장을 다스리면 된다.

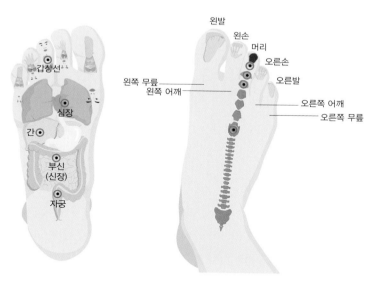

갱년기 장애: 가슴 두근거림, 불안, 우울증, 상열감, 식은땀

유방암 치료 및 예방

파동원리에서는 돌출된 것은 다 머리에 해당한다. 유방도 머리다. 머리의 긴장, 스트레스가 심하다는 얘기다. 남에게 지기 싫어하고, 성취 욕구가 강한 여성분에게 유방암이 잘 생긴다.

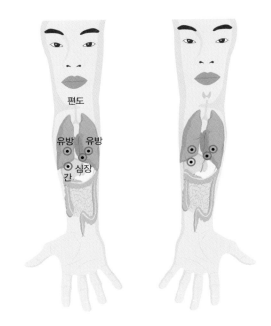

유방암 치료 및 예방

왼쪽 유방은 심장, 오른쪽 유방은 간에 해당한다.

머리와 목의 긴장을 풀어 주고, 심장과 간, 위장을 다스리면
된다.

만성피로, 식욕부진, 간 기능 개선, 지방간, 숙취해소, 금주

당연히 간과 위장을 다스리면 된다.

부신(신장)도 함께 치료하면 좋다.

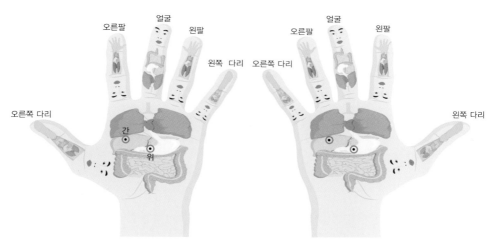

만성피로, 식욕부진, 간 기능 개선, 지방간, 숙취해소, 금주

금연

금연을 위해서는 먼저 담배를 끊겠다는 의지가 제일 중요하다.

"금연침이 효과가 있는지, 없는지 한번 해 봐라. 진짜 담배를 끊을 수 있는지…….."

이런 분이 적잖다. 당연히 끊기 힘들다. 본인이 담배 끊을 생각이 없기 때문이다. 치료는 의사가 하는 게 아니다. 도와줄 뿐이다.
귀에서는 귓불이 머리이고 목이다. 이곳을 수시로 지압하면 좋다. 귓불 위쪽 척추라인 안쪽 외이도(外耳道) 부위가 폐이다. 태아가 거꾸로 웅크린 상태라고 보면 된다.

얼추 대응해 지압하면 된다.

머리와 목, 편도, 기관지, 폐, 간을 다스리면 된다.

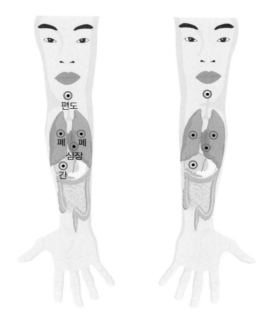

편도

폐 폐

심장

간

금연

신장질환, 투석, 다이어트

흉추 9~11번에서 부신과 신장을 조절하는 자율신경이 나온다. 팔등에서 대응하는 파동자리를 지압하면 된다. 팔꿈치 주름이 흉추 1번, 손목 주름이 엉덩이뼈다. 팔의 중앙에서 약간 아래쪽을 만져서 제일 아픈 부위를 지압하면 된다.
팔 안쪽에서는 변비 7번 자리를 지압하면 된다. 한 몸(마디)의 중앙이다.

다이어트엔 갑상선 치료자리도 함께 다스리면 좋다.

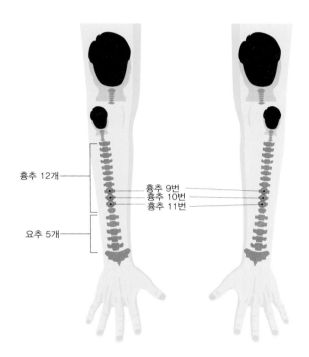

흉추 12개 ─────┤

흉추 9번
흉추 10번
흉추 11번

요추 5개 ─────┤

신장질환, 투석, 다이어트

변비 및 설사, 과민성 대장질환

아래팔과 종아리, 손(발)바닥에서 대장에 해당하는 파동자리를 지압하면 된다. 그중에서 먼저 하행결장과 직장 라인을 지압한다. 몸통에서 왼쪽 갈비뼈가 끝나는 부위에서 왼쪽 장골능(腸骨稜)까지다. 여기에 대응하는 파동자리를 지압한다.

그래도 안 되면 변비 7번 자리인 중앙을 지압하면 된다. 위장, 부신, 신장 자리다.

아울러 변비 1번에서 7번까지 모두 지압하면 좋다.

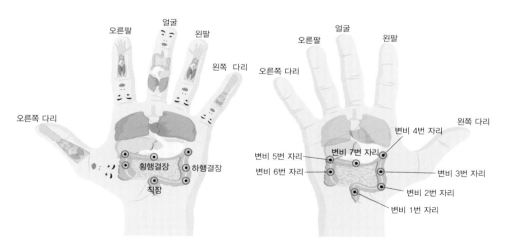

변비 및 설사, 과민성 대장질환

고혈압 예방 및 치료

고혈압은 지압자리 한두 개로 간단히 해결할 수 있는 게 아니다.

그래도 뇌와 목의 긴장을 풀어 주고 심장과 위장, 간과 신장을 편하게 하면 도움이 된다.

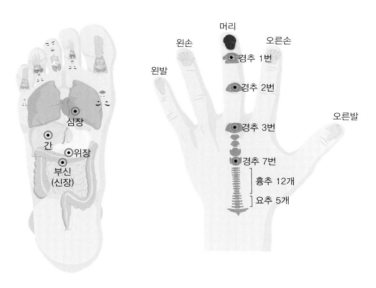

고혈압 예방 및 치료

당뇨, 췌장

우선 간, 위장을 편하게 한다. 췌장, 부신(신장)의 파동자리
도 함께 치료한다.

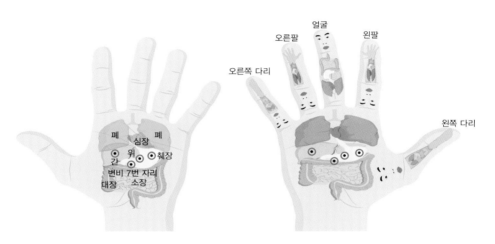

당뇨, 췌장

생리통, 생리불순, 자궁질환, 난임

생리와 관련한 장기는 자궁, 신장(부신), 간, 머리다. 스트레스에 민감한 여자는 자궁도 약하다. 여자의 머리는 자궁이기 때문이다.

양 아래팔 안쪽에서 손목 근처를 보면 맥이 뛰는 곳이 있다. 한의사가 진맥을 하는 곳이다. 이곳을 수시로 지압하면 좋다. 아랫배, 자궁과 난소 자리다.

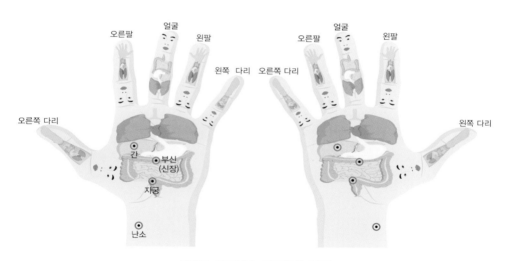

생리통, 생리불순, 자궁질환, 난임

입덧: 가슴 답답함, 소화불량, 메슥거림, 구토, 두통

머리의 긴장을 풀어 주고, 위장과 자궁, 간을 다스린다.

손발이나 팔다리에서 입의 대응자리를 자극해도 좋다.

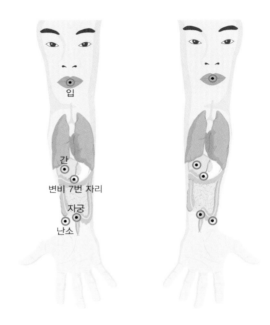

입덧: 가슴 답답함, 소화불량, 메슥거림, 구토, 두통

전립선 비대, 야뇨, 요실금, 소변불리, 배뇨통

전립선, 방광에 대응하는 파동자리를 지압한다. 이곳을 지배하는 신장(부신)도 다스린다. 요추 3~4번도 치료한다.

아울러 머리의 긴장과 스트레스는 힘의 균형을 이루는 천골과 생식기의 긴장을 유발한다. 머리와 목도 함께 치료해야 한다는 얘기다.
경추 1번, 2번, 3번의 파동자리를 지압하면 좋다.

서혜부, 엉덩이 부분에서 고관절에 해당하는 곳을 치료한다.

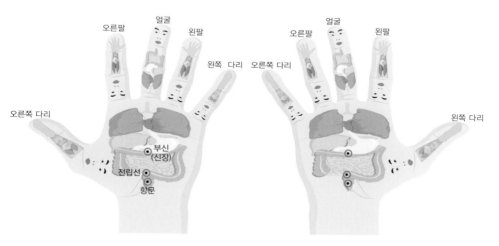

전립선 비대, 야뇨, 요실금, 소변불리, 배뇨통

치질

전립선, 생식기 바로 아래쪽이 항문이다. 여기에 대응하는 파동자리를 지압하면 된다.

당연히 항문은 천골에서 지배하므로 요추 5번, 엉덩이뼈와 꼬리뼈에 대응하는 파동자리도 다스려야 한다.

물론 이곳과 힘의 균형을 이루는 경추 1번이나 흉추 1번, 요추 1번도 똑같은 효과를 낸다. 부신(신장), 변비 7번 자리도 함께 다스린다.

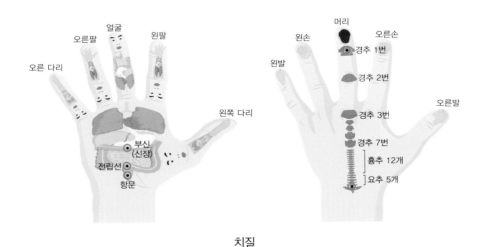

치질

부부의 금실을 좋게 하는 지압자리

예전에 신혼 첫날밤을 치르기 전의 의례 절차가 함진아비를 맞는 일이었고 신랑 달아매기였다. 신랑의 발바닥이 남아나지 않았다.

왜 발바닥을, 그중에서 용천혈을 때렸을까?

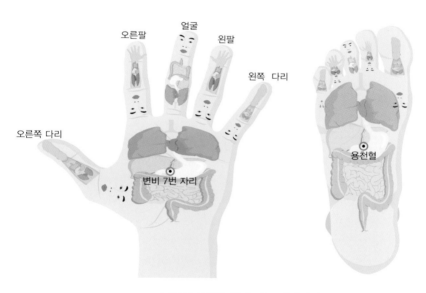

오른팔 얼굴 왼팔

왼쪽 다리

오른쪽 다리

변비 7번 자리

용천혈

부부의 금실을 좋게 하는 지압자리

파동원리로 보면 위장, 변비 7번 자리로 우리 몸의 중앙이다. 또 머리와 균형을 이루는 시소의 반대편 끝이다.

우리 조상들은 위가 편해야, 장이 편해야, 머리의 긴장을 풀어 줘야 밤일도 잘한다고 본 것이다.

허리 · 등 · 사지질환

허리 통증

허리가 아프면 허리에 해당하는 제2통증자리인 양쪽 손목이
나 양쪽 발목 중 한 군데를 만져서 제일 아픈 부위를 지압하
면 된다.
손목의 경우 손등 쪽으로 가운뎃손가락뼈와 손등을 이은 선
이 척추다. 당연히 손목 근처가 허리이므로 이 근처를 만져
서 제일 아픈 곳을 집중적으로 눌러 주면 된다.
발목도 마찬가지다. 가운뎃발가락뼈와 발목 정중앙을 이은
선이 척추이므로 이를 참고해 지압하면 된다.

아래팔에서는 요골, 아래다리에서는 정강이뼈(경골)가 척추
라인이다.

엉덩이뼈나 꼬리뼈가 아프면 손목이나 발목 복사뼈 옆으로
주름 잡힌 곳을 지압하면 된다.

등 통증은 해당하는 척추자리와 대응 부위를 참조해 지압하

면 된다. 잘 모르겠으면, 손가락으로 만져서 유독 아픈 곳이 치료자리다. 팔다리보다 손등이나 발등이 면적이 적어 지압 자리를 찾기가 수월하다.

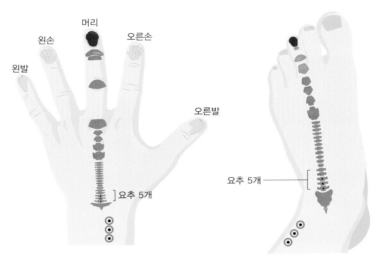

허리 통증

팔꿈치 통증

팔꿈치는 팔 전체에서 중간이자 위팔에서의 끝, 아래팔에서
의 끝도 된다. 한 몸(마디)의 중간이나 끝을 다스리면 된다
는 얘기다.

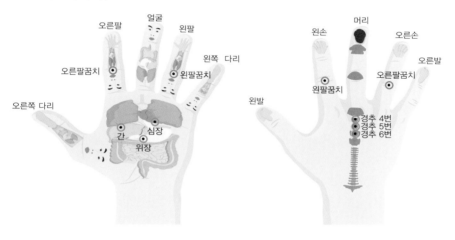

팔꿈치 통증

팔꿈치는 우선 목의 제2통증자리이기 때문에 목과 팔꿈치에
해당하는 파동자리를 지압한다. 양손(발)가락의 둘째와 넷
째에서 중간마디다.
왼팔의 경우 심장, 오른팔의 경우 간, 공통적으로 위장을 다
스리면 좋다.

발목 통증

발목은 허리의 제2통증(대응)자리다. 허리를 대신해 발목이 아픈 것이다.

우선 발목의 제2통증자리인 양쪽 손(발)가락 엄지와 소지(小指) 끝마디 중 한 군데를 지압하면 된다.

아울러 발목 통증의 진원지인 허리의 파동자리인 손목 부위를 지압해도 좋아진다.

왼쪽 발목 통증에는 심장과 대장, 오른쪽 발목인 경우에는 간과 맹장에 대응하는 파동자리를 지압하면 좋다.

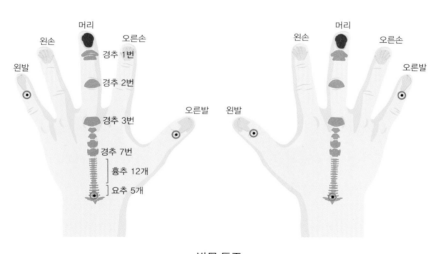

발목 통증

248

족저근막염

모든 질환에 일일이 자세히 치료자리를 설명하기에는 지면이 부족하다. 그래서 잘 낫지 않는 족저근막염을 예로 들어 인체파동원리로 진단하고 치료하는 방법을 자세히 적는다.

대응침은 초기에 잘 듣는다.

왼쪽 발목을 삐자마자 바로 오른손 엄지손가락 끝마디를 치료하면 낫는다.

그러나 족저근막염은 오래된 병이다. 대응침만으로는 치료가 잘되지 않는다.

대개 족저근막염이 오기 전에 먼저 발목을 삐거나 위장병이 온다. 발목 통증이나 위장병을 제때 치료하지 않아 만성화되어 족저근막염이 생긴다는 얘기다.

여자의 경우 자궁이 약하거나, 남자라면 전립선이 약해져 있다. 남녀 모두 대장 기능이 떨어져 있다. 종아리가 뭉쳐 아프고, 엉덩이 및 고관절 통증도 있을 수 있다.

목도 휘어져 있을 가능성이 높다. 양쪽이 휘어져 있다면 목이 앞으로 숙여져 있고 역류성 식도염이나 갑상선도 문제가 있을 가능성이 높다. 발바닥의 반대편인 발등자리가 경추이기 때문이다. 발바닥이 긴장되므로 목도 앞으로 당겨지는 것이다.

발바닥의 문제는 상부 신경절에 해당하는 종아리에도 문제를 일으킨다. 종아리 근육이 긴장되어 있다. 이렇게 되면 고관절, 서혜부도 압박을 받고 있기 때문에 이곳도 정리해야한다.

종아리와 힘의 균형을 이루는 곳은 대장이므로 아랫배도 긴장되어 있어 얼음장같이 차다.

대장의 상부 신경절은 위장(명치)이다. 이곳은 동시에 목(검상돌기가 뒤통수)에 해당하므로 척추도 틀어질 수밖에 없다.

위장의 상부 신경절인 식도에도 문제가 생겨 역류성 식도염도 걸릴 가능성이 높다.

이처럼 족저근막염 하나를 치료하기 위해서도 발바닥만을 치료점으로 삼아서는 답이 없다. 단순히 대응점만 치료하고 낫니, 안 낫니 해서는 안 된다는 얘기다.

또한 사람마다 살아온 아픔, 환경, 시스템이 다 다르다.

태어난 달과 시간(새벽, 낮, 밤)에 따라 태어난 아기의 성정(性情)도 다를 수밖에 없다. 새벽에 태어난 아기는 불안하기 때문에 심장도 자주 벌렁거릴 수밖에 없다. 저마다 다른 환경의 영향을 받고 태어났기 때문에 적응하는 방식도 다를 수밖에 없다. 이런 다른 환경을 고려해 달리 치료해야 한다.

출산할 때 난산으로 고생했다면 산달이 오면 어김없이 아프다. 지구의 에너지 장이 그때그때 다른데 그 영향을 받기 때문이다.

이상은 족저근막염을 예로 들어 인체파동원리로 진단하고 치료하는 방법에 대해 자세히 설명했다. 다른 질환도 이에 준해서 치료해야 낫는다.

간단히 지압하는 자리를 가르쳐 드리면 발바닥과 힘의 균형을 이루는 곳은 종아리다. 종아리 가운데를 지압해도 많이 좋아진다. 또한 발바닥은 엉덩이뼈가 지배하므로 거기에 대응하는 손목이나 발목 주위를 지압하면 효과가 좋다.

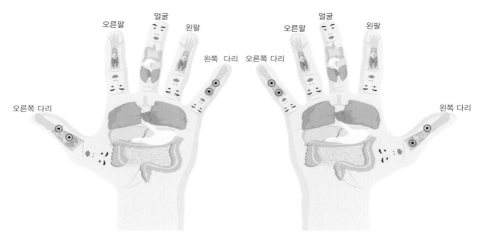

족저근막염

팔 저림, 손 시림, 날씬한 팔

팔이나 손은 목과 어깨에서 내려오므로 이곳을 다스리면 된다.

한 몸(마디)에서 끝과 끝이 균형을 이룬다. 시소의 한쪽 끝과 균형을 이루는 곳은 반대편 끝이다. 손끝과 균형을 이루는 곳은 경추 7번이다. 손등에서 가운뎃손가락 끝마디와 균형을 이루는 곳은 가운뎃손가락 뿌리마디뼈가 끝나는 경추 7번 자리다. 특정 근육을 지배하는 신경 영역을 참고해 치료하면 된다.

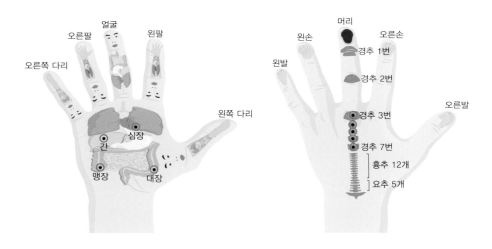

팔 저림, 손 시림, 날씬한 팔

우선 경추 6~7번에 해당하는 파동자리를 지압하고, 팔꿈치나 어깨까지 불편한 경우에는 경추 4~5번, 경추 3~4번까지 지압한다.

왼팔인 경우에는 심장이나 대장, 오른팔의 경우에는 간이나 맹장에 대응하는 자리를 지압하면 좋다.

다리 저림, 발 시림, 하지 정맥류 및 날씬한 종아리

다리나 발은 허리와 복부에서 내려오므로 이곳을 다스리면 된다.

발끝과 균형을 이루는 곳은 발목, 무릎, 허리이다. 발목의 경우 무릎과 허리, 무릎의 경우 허리이다. 공통적으로 허리와 장을 다스리면 된다.

발은 요추 4번, 5번, 엉덩이뼈가 지배한다. 무릎은 요추 3번, 4번, 5번, 허벅지의 경우 요추 1~2번이 지배한다. 거기에 대응하는 파동자리를 지압하면 된다.

마찬가지로 왼쪽 다리인 경우에는 심장이나 대장, 오른쪽 다리인 경우에는 간이나 맹장에 대응하는 파동자리를 지압하면 좋다. 그래도 안 되면 마지막으로 중앙인 변비 7번 자리를 지압한다.

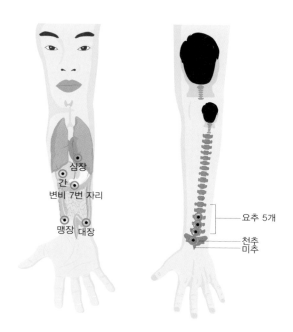

다리 저림, 발 시림, 하지 정맥류 및 날씬한 종아리

책을 마무리하며

책을 쓰면서 느끼는 거지만, 막연히 뜬구름 잡기였던 파동 원리에 대한 개념이 확고해졌다. 생각이 정리된다.

이 책은 지난 15년 동안 공부의 결과물이다. 하지만 교정 과정에서 지난 10여 년의 공백이 컸음을 뼈저리게 느꼈다. 처음에는 '자리'를 모두 공개하고 싶었다. 그러나 박종부 선생은 원리를 모르면 불완전하기 때문에 결국 무너질 수밖에 없다며 반대하셨다.

"양팔이나 양다리를 합쳐서 완전한 하나의 몸을 이룬다."

평면으로만 우리 인체를 이해해 왔는데, '입체적으로 봐야 제대로 보는 거 아니겠냐?'는 말씀에 공감이 되었다. 박종부 선생이 아직까지 세상에 공개하지 않은 내용들이 많은데 내가 어설프게 다 아는 것처럼 떠벌리면 혹세무민(惑世誣民)하는 꼴밖에 안 된다는 것을 깨달았다.

실제 이 책에 소개한 파동자리는 독자분들의 이해를 돕기 위한 방편으로 단편적으로 그린 것에 불과하다. 이게 파동원리에서 말하는 파동자리의 실체가 아니다. 입체적으로 그려야 제대로 된 것이다.

예를 들면 이마가 폐, 미간이 위장에 해당한다. 이걸 그림으로 도식화하면 심장이나 간의 위치가 모호해진다. 왼쪽 눈(유두)이 심장, 오른쪽 눈(유두)이 간에 해당하는데 표현하기가 쉽지 않다. 그렇게까지 제대로 하기에는 내 역량이 부족하다.

실제 사람마다 장기도 제각각이다. 폐에 해당하는 이마가 넓은 사람, 좁은 사람 다 다르다. 넓으면 그만큼 폐가 크고, 좁으면 작은 거다. 위하수로 고생하는 분의 위장은 생각보다 아래로 처져 있다. 그걸 천편일률적으로 그린다는 게 말이 되겠는가.

추후 제대로 된 자리를 공개할 것이다. 이 책에서는 부디 '자리'에 연연하지 말고 '원리'에 집중하기를 바란다.

12년 전, 박종부 선생이 미국 덴버에 있는 제자에게 메신저 채팅으로 기(氣)치료하는 것을 보고 콧방귀를 꼈던 기억이 어제 일처럼 또렷하다.

그런데 책 교정을 받으면서 에너지(기), 에너지 틀(에너지 장), 반대편 이완 부위를 때려(긴장을 줘) 치료하는 충격요법, 동그라미만 그려 치료하는 써클테라피, 파동호흡법(횡격막호흡법), 파동테이핑요법, 파동향기요법, 화석공 등의 치료원리를 이제서야 어렴풋이나마 이해할 수 있게 되었다. 그 당시에도 분명 지도자 교육을 통해 배웠고, 치료 효과를 직접 눈으로 확인했지만, 너무나 황당해서 무시했던 것들이었다.

그런데 10여 년이 지나 재회한 후에 그나마 원리를 조금이나마 이해하게 되었고, 그 치료법들을 열린 마음으로 받아들이게 되었다. 박종부 선생이 굳이 파동원리에 대해 모든 것을 공개하지 않는 이유를 짐작하게 되었다. 받아들일 마음의 여유와 그릇이 준비되어야 가능한 일이기 때문이다.

내 생각에, 파동원리로도 불가능하다고 느껴 왔던 암 치료를 열린의원 전종석 원장이 정말로 해내는 것을 보고 부러움을 느꼈다. 제대로 배우면 누구든지 가능한 일을 배울 생각조차 안 했다는 게 부끄럽다.

이미 가르쳐 준 내용들이었지만, 내 것으로 소화하지 못했다는 사실, 아직도 인체파동원리의 바른 지식을 받아들일 그릇이 안 되어 있다는 사실, 일반인 일루소 김 실장보다 인체파동원리에 대해 모르는 게 많다는 사실과 그녀에게 원고 교정을 받아야 한다는 현실이 지난 공백을 여실히 보여 주었다. 특히 '통증은 옮겨 다니지 않는다'라고 입에 단내가 나도록 환자에게 설명하면서도, 암세포는 이 장기에서 저 장기로 전이되는 것은 당연하다고 생각했다.

"암세포(통증)가 전이된다는 게 말이 되냐?"

박종부 선생의 말씀을 듣고 깜짝 놀랐다. 통증이 옮겨 다니는 게 아니라면 암세포도 마찬가지일 터. 왜 나는 여태 이런 생각을 못 했을까, 몰랐을까. 아직도 자리만 좇고, '원리'에 바탕을 두고 있지 못하다는 사실을 반증하는 대목이었다.

한때는 지압 도구를 못 쓰게 했던 걸로 알았는데, 화석공으로 지압을 하고, 화석을 이용해 치료하는 것을 보고 박종부 선생이 그토록 화석에 목을 맨 이유가 짐작될 것도 같았다. 인체파동원리가 '에너지균형원리'에서 나온 거란 걸, 에너지(기)에 대해 귀가 따갑도록 들었으면서도 화석이 가진 기운을 사용할 응용력이 없었고, 이해조차 못했다는 사실이 부끄럽다.

굳이 이런 상태에서도 책을 내야 하나 자괴감이 들기도 했지만, 실제 박종부 선생과 함께 하지 못하는 사람들이 대다수인 상태에서 시행착오를 경험한 필자의 글이 반면교사(反面教師)가 되리라 생각한다.

인체파동원리의 정확한 지혜를 가지지 못하였으나, 흉내 내는 정도의 부스러기 치료 방법으로도 명의라는 소리를 들으며 연간 수만여 명의 환자를 진료해 냈다. 이 모든 것이 박종부 선생을 만나 인체파동원리를 배운 덕분이다.

재회하기 전의 초고와 비교하면 대폭 수정, 보완되었다. 감수를 받는 과정에서 내가 가진 지식에 견주어 볼 때 스승이 가진 지혜의 원대(遠大)함에 놀랐다. 그럼에도 행복하다. 지식의 바다에서 허우적대도 기댈 언덕이 있다는 사실이. 하지만 배움의 길에 염치(廉恥)가 무슨 필요가 있으랴. 물에 빠졌다면 스스로 헤엄쳐 나오던가, 그럴 능력도 안 된다면 "살려 주세요!"라고 소리쳐 볼 일이다. 다시금 박종부 선생으로부터 가르침을 받기로 결심한 이유이기도 하다.

인체파동원리를 알기 전에는, 이 세상이 바르게 작동(정작동)한다고 믿었다. 박종부 선생을 만나 세상이 선(善)하고, 올바르게 작동하는 게 아니라, 악(惡)하고 오작동하는 거라는 걸 알게 되었다. 그걸 받아들이기가 쉽지 않았다. 온전히 내 지식으로 받아들이는 데 15년의 세월이 걸렸다.

이 책이 세상에 빛을 보기까지는 많은 우여곡절이 있었다. 기존의 틀, 방식을 다 버려야 했기 때문이다. 아끼던 대학교 수직을 포기했다. 덕분에 현재의 영화(榮華)를 누릴 수 있게 되기도 했지만 그 당시에는 포기할 수 없다고 생각한 거였다. 가족이나 주위의 반대와 우려도 컸다. 그들의 걱정을 불식시키기가 쉽지 않았다. 10년 전 스승과 함께하기를 포기할 수밖에 없었던 이유이기도 했다. 물론 스승 박종부 선생의 훈육 방식과 처세술이 유별난 탓도 컸다. 아직도 가시밭길을 고집하는 스승을 제대로 이해하지 못한 게 사실이다.

"'스승이 말하는 인체파동원리는 진실(眞實)하지만, 스승은 사기꾼이다'라는 게 남창규 글의 논조다. 모순되는 얘기를 하는 게 남창규다."라는 박종부 선생의 질책을 겸허히 받아들인다. 언제쯤이면 스승의 모든 걸 이해하게 될 날이 올까. 그럼에도 이 책이 인체파동원리와 박종부 선생을 알아가는 데 일조(一助)하기를 바란다.

굳이 지난 10여 년 동안의 평탄한 길을 마다하고 주위의 우려에도 불구하고 이 책을 세상에 내놓기로 결심한 것은 인체파동원리가 필자에게 준 혜택을 독자분들도 누리기를 바라는 마음에서다. 물론 이 책을 쓴 이유에서도 밝혔듯이 훗날 사랑하는 아들과 딸이 이 책을 통해 아빠를 이해하기를 바라는 마음도 크다. 개인적으로 지금의 비판보다 후대의 평가가 더 무섭다는 사실을 염두에 두고 썼다. 이제 이 책은 내 품을 떠났다. 어떤 반응과 평가가 올지 궁금하다. 어쩌면 평생 꼬리표가 따라붙겠지만 아쉬움이나 두려움보다는 후련함이 필자의 소회(所懷)다.

이 책을 집필하면서 다시금 뼈저리게 느낀 것은 치료자리나 원리보다 더 중요한 것은 '사랑'이라는 것이다.
'엄마 손이 약손', '할머니 손이 약손'인 이유가 바로 이 때문이다. 치료자리나 원리를 제대로 이해해야지만 치료가 되는 건 아니란 뜻이다. 인체파동원리가 말하고자 하는 것도 바로 '사랑'이라고 생각한다. 그게 바탕이 되면 나머지는 자연스레 눈에 들어온다는 말을 드리고 싶다.

부디 이 책을 계기로 인체파동원리가 일상화되어 스스로 '지압'만으로도 건강을 지킬 수 있는 길이 있다는 것을 알게 되기를 바란다.

남창규 박사와의 20년 인연

1998년 지방 선거 당시 군수 비서실장으로 근무했는데, 내가 모시던 군수가 낙선해 선거 후유증이 심했다. 줄을 잘못 서서 심한 스트레스로 머리가 무척 아팠다. 잠을 잘 수가 없었다. 출근하면 업무에 집중할 수 없었고, 주변 동료들과의 대화마저도 스트레스를 받았다.

운전하다 보면 다른 차선을 침범하기도 하고 내가 가는 코스가 맞는지 의심이 가고 신호 대기로 정차하고 있으면 차량이 나에게 달려드는 느낌이 있어서 신호에 신경 쓰다 보면 다른 차량이 뒤에서 빵빵거려서 뒤를 보면 빨리 가라는 것이다.

세명대 이 교수님의 소개로 점심시간을 쪼개 세명대한방병원 남창규 교수를 처음 만나 상담하고 진료를 받았다. 진료를 받고 나면 1~2시간은 멀쩡했다. '건강을 잃으면 모든 것을 잃어버린다'라는 남 교수 말을 믿고 당시 57세가 정년이지만, 50세에 병을 고치고자 단양군청에서 명예퇴직했다.

건강을 되찾고자 천태종 총본산 구인사에서 행정과장으로 있으면서 진료에만 열중했다. 2년이 지나서는 완쾌 단계에 이르렀다. 자신감을 갖게 되자 『을아단의 역사와 지명유래』라는 지역의 역사 문화 관련 책도 펴낼 수 있었다.

그 후 남창규 박사가 제천 시내에 개업하고는 인파가 많은 날은 200~300여 명을 상회하기도 했다. 그 틈에 나는 직장인이라 하여 지금까지 매일 첫 번째로 세명대한방병원 시절을 포함해 20년간 진료를 받고 있다.

내가 경험한 바로는 몸은 아프기 전에, 건강할 때 꾸준히 관리해야 한다고 생각한다.

'인체파동', 얼토당토않은 치료법이라 생각했는데, 건강을 되찾아 단양군 의회의원과 군의회 의장도 역임하게 되었다. 의회에서 지역 주민을 위하다 보니까 자연히 집안일에 소홀해졌다. 집사람은 시집와서 35년간 감기 한 번 안 걸렸는데, 혈압이 있어 남창규한의원을 찾아가 토요일 아침에 침을 맞고서 일어서는데 갑자기 오른쪽으로 반신마비가 와서 쓰러졌다. 팔 다리를 전혀 쓰지 못해 걷지도 못하게 된 것이다.[10]

막상 가족이 이런 일을 당하고 보니까 눈앞이 깜깜했다. 토

---

10) 혹자는 침을 잘못 맞아서 쓰러진 것으로, 중풍이 발병했다고 오해할 수도 있겠다. 중풍 전문의인 필자가 볼 때, 절대 침을 맞아 중풍이 오지 않는다. '오비이락(烏飛梨落)'이라고 보면 된다. '까마귀 날자 배 떨어지는 격'이다. 설사 그렇다 하더라도 해결책은 있다는 게 인체파동원리이다.

요일이라 큰 병원 응급실을 알아봤지만 안 된다는 것이다. 남 원장에게 맡겨 보자는 생각으로 치료해 달라고 했다. 원장님의 파동치료법으로 그날 오후 2시경에는 걸어서 집으로 오는 영험(靈驗)을 보았다. 연휴로 모두가 쉬는데도 원장님이 속초 친가에 갔다가 폭설 속에서도 다음날 집으로 직접 찾아와 진료해 주는 자상함도 있었다.

"남창규한의원에서 쓰러졌으니 다행이지, 집에서 쓰러졌으면 119 타고 응급실 다니다가 손발이 다 굳어져서 반신불수로 평생을 살 수밖에 없었을 거예요."

큰아들이 말했다. 우리 부부는 남창규 원장님에게 큰 은혜를 입고 살아가고 있다.

파동치료법! 참 묘(妙)한 의술이다.

전 충북 단양군의회 의장 **윤수경**

인체파동원리 책 출간을 축하드리며

저는 일반인으로, 기존의 양의학 · 한의학 치료법으로도 40년 넘게 낫지 않는 난치병과 약물 복용, 그로 인한 후유증으로 여러 가지 질병과 다양한 통증에 시달려 왔습니다.

남들에게는 보이지 않는 삶의 제약과 어디가 끝인지 알 수 없는 불안함으로 힘들어할 때 부작용 없는 탁월한 치료법인 '인체파동원리'를 알게 되었고 교육과 치료를 통해 아팠던 내 몸의 증상들이 하나씩 사라지고 치료되는 것을 경험할 수 있었습니다

하지만 의료인이 아닌 일반인이라는 이유로 항암 치료와 무분별한 수술로 힘들어하는 분들에게 부작용 없는 파동치료를 알릴 수 없음이 항상 안타까웠습니다.

남창규 원장님 역시 긴 시간 동안 박종부 선생님 곁을 떠나 있었지만 여러 환자들을 만나면서 저와 같은 안타까움이 있었을 것입니다.

주위의 시선과 질타에도 굴하지 않고 인체파동원리가 탁월한 치료법이라는 것을 임상으로 증명하면서 전국에 파동원리를 알리고자 10년 넘게 강의와 봉사로 '인체파동'이란 이

름을 걸고 파동치료만을 끝까지 고집한 것에 고마움을 전합니다.

파동을 접한 지 15년, 드디어 임상으로 확인하고 검증한 모든 과정을 책으로 펴내 어떠한 난치·불치병도 수술이나 부작용 없이 쉽고 빠르게 치료할 수 있다는 희망을 주고 단순한 통증은 누구나 따라만 해도 통증으로부터 자유로워질 수 있는 기회의 장을 마련하는 데 첫걸음을 뗀 것에 또한 큰 박수를 보내 드립니다.

인체파동원리 치료법은 우리 조상들의 생활 속에서부터 현재 우리 주변에 항상 있어 왔지만, 의료인에 의해 체계적으로 알려지지 못하고, 일반인이 창안한 치료법이 의료인을 통해 세상에 알려지게 되었습니다.

그러다보니 일부 '인체파동원리 치료법'을 배운 한의사들은 '파동침법'을 다른 이름으로 바꿔 본인의 독특한 치료법인 양 세상에 알리고 있기도 합니다.

15년 넘게 원리와 치료법을 배워 간 전국의 수많은 한의사들이 한의원에서 '파동침법'으로 사용하고는 있지만 세월이 흐르는 동안 재교육의 부재와 잘 알지도 못하는 한의사들의 불법 유상 교육, 제대로 만든 치료법 교재가 아닌 카페 게 시글 모음인 불법 교재의 무단 복사·판매 등 여러 가지 치료법들과 섞어 한의원에서 사용하면서 치료가 잘 안 된다는 오해 속에 몇몇 일반인과 소수의 양의사, 한의사, 물리치료사들의 전유물이 되었습니다.

뇌암을 비롯해 수많은 난치·불치병을 치료한 인체파동원리 전문 병원과 한의원도 있지만 그 수가 적어 대중에게는 잘 알려지지 않은 치료법이 되었고 직접 배워 자가 치료하는 소수의 일반인을 제외하면 환자들이 인체파동원리 전문 의료기관에서 치료받을 수 있는 것은 거의 행운에 가까운 실정이기도 합니다.

인체파동치료법은 항상 우리 몸에서 일어나고 느끼며 주위에서 있었던 치료법이었지만, 제도권 의료에서는 이렇게 몸의 시스템을 설명해 주지 않았기 때문에 저도 처음엔 생소한 치료법이라고 생각했었습니다.

하지만 건강을 되찾은 지금은 '뇌의 오작동'과 '세포의 복제'만 이해해도 누구나 스스로 쉽게 치료할 수 있는 치료법이라 생각합니다.

'오작동원리'는 아픈 부위에 치료 물질이 너무 많이 보내져 치료가 잘 안 되는 우리 몸의 시스템을 설명하는 것으로 도로에 차가 너무 많아 병목 현상으로 차들이 오지도 가지도 못하는 상황 비유와 발목 염좌 치료법으로 냉찜질과 피가 잘 흐르지 않게 다리를 높이 들어야 하는 이유가 '오작동'임을 〈인체파동원리〉 카페, 블로그 등 여러 곳에서 밝히고 있습니다.

인체파동원리의 '오작동'은 현대의학에서도 활용하고 있는 치료법입니다.

그 예로 감기, 알레르기, 국소 마취, 교감신경 차단, 부교감신경 차단, 진정, 진토 작용, 천식, 두드러기, 혈청병, 차멀미 등에 '항히스타민'이라는 약을 사용하고 있습니다. 항히스타민약은 세포 증식, 혈구 생성, 염증 반응, 조직 재생, 신경 전달에 관여하는 단백질인 히스타민을 억제하는 작용을 하는 약입니다.

히스타민은 치료 물질로, 아픈 우리 몸에는 꼭 필요한 성분입니다. 일반적으로 우리 몸에서는 치료에 필요한 단백질인 히스타민이 분비되어야 치료가 잘되는데, 왜 부작용이 심한 항히스타민까지 처방하면서 히스타민이 잘 분비되지 못하게 할까요?

이유는 치료 물질인 히스타민이 너무 많이 분비되어 도리어 더 아픈 결과를 초래하기 때문입니다. 이러한 항히스타민 처방을 하는 것만 봐도 현대의학 역시 우리 뇌가 '오작동' 하는 것을 막아야 빨리 치료됨을 결론적으로는 알고 있지만 아직까지 현재의 의료 체계는 우리 몸의 '오작동' 시스템을 과학적으로 증명하고 설명하지 못합니다.

또 한 가지, 우리 몸에는 각자 개인의 몸 시스템을 복제하듯 똑같이 표현하는 기관이 수십 군데가 있습니다. 그 예로 손을 하나의 몸으로 본 수지침, 귀를 하나의 몸으로 본 이침, 눈동자를 보고 건강을 체크하는 홍채진단법 등 여러 가지 진단법으로 볼 때 우리 몸의 상태와 증상이 여러 곳에서 똑같이 나타남을 알 수 있습니다

전체의 일부분이 전체와 닮은꼴이라는 '프랙탈원리'로 설명하면 이해가 쉬우며, 인체파동원리는 눈, 코, 입, 귀, 혀, 치아, 얼굴, 손발, 팔다리 등 세상에 아직은 알려지지 않은 무수히 많은 곳과 세포 하나까지도 우리 몸을 대변한다는 것을 설명하고 있습니다. 또한 이곳들은 같은 에너지 장 속에서 움직이고 있음을 과학적으로 설명한 치료법입니다

우리 몸은 통증이나 질병이 생기면, 뇌가 아픈 곳으로 치료 물질을 너무 많이 보내 도리어 치료가 안 되는 시스템입니다. 인체파동원리는 이것을 역으로 이용해서 실제 통증자리가 아닌 같은 자리로 인식하는 다른 곳에 침이나 지압, 볼펜으

로 동그라미를 그리는 써클테라피 등으로 자극을 주어 아픈 곳에 나타나는 오작동을 분산시켜 주므로 순환이 잘되어 아픈 곳이 자연스럽게 빨리 치료될 수 있도록 도와주는 시스템입니다.

인체파동원리 상담 교육 센터인 일루소에서는 두세 달 남짓의 써클테라피 치료 교육으로도 목·어깨·등·허리 등의 근골격의 즉각적인 통증 완화뿐만 아니라 신장 투석 전(前) 단계 환자의 신장 기능이 좋아짐을 병원 검사로 확인할 수 있었고, 심장으로 가는 혈관에 염증이 생기는 난치성 질환인 타카야수병도 염증 수치 검사에서 좋아졌다는 검사 결과를 받았습니다.

이러한 현실 속에서 파동원리의 우수성을 알리기 위해 다시 시작하는 남창규 원장님의 걸음에 큰 발전이 있길 기원하면서 어린이들에게는 무서운 치료가 아닌 재미로 다가갈 수 있는 써클테라피 등 인체파동치료법이 세상에 나온 것을 다시 한 번 축하드립니다.

인체파동원리협회 교육상담 실장 **김미경**

남창규 박사 인체파동원리론

이창식(세명대 교수, 시인)

남창규 박사는 인체파동치료의 권위자다. 그는 파동원리의 창안자인 박종부 선생의 이론을 수용하여 의료 활동을 하는 유명한 한의사다.

『남창규 박사가 쓴 인체파동원리』는 인체파동치료의 장점을 쉽게 풀어서 체계화한 파동원론—프랙탈, 오작동, 균형원리의 삼합—이다.

치료원리는 지압만으로 건강을 되찾게 되는 것이고 파동일침요법, 파동지압법, 써클테라피, 파동운동요법, 파동호흡법 등과 같은 다양한 파동치료 이치와 사례가 설명되고 있다. 인문학자의 눈으로도 인체파동의 통섭론이 감지된다.

자극과 오작동원리로만 보면 몸이 뇌의 오작동으로 힘들어진 것을 역으로 순환시키는 원리다. 통증이 지압으로 순간 사라지는 이치다. 아픈 곳(제1통증)을 건드리지 않고 균형을 이루는 곳(제2통증)을 자극해 균형을 맞춰 낫게 한다.

기존의 아픈 곳을 치료해도 낫는 원리를 명쾌하게 설명해 주기도 한다. 아픈 곳(제1통증)의 어떤 한 부위의 이완된 피부를 자극해 피부를 긴장시키면 몸의 균형원리에 의해 속이나 아픈 곳의 긴장이 이완으로 변하여 치료된다.

인체파동원리 치료법은 몸이 뇌의 오작동으로 힘들어진 것을 역으로, 치료 물질을 다른 곳(제2통증)으로 분산, 아픈 부위(제1통증)로는 적당량을 보내 순환시켜 아픈 곳이 스스로 치유될 수 있는 체계를 만들어 주는 것이다.

에너지(기)와 생체 에너지 장과 반대편 이완 부위를 때리기(긴장 주기), 동그라미만 그려 치료하기, 파동지압법, 파동호흡법, 파동테이핑요법의 균형 적용하기 등은 오장육부에 생겨나는 질병의 원인을 불균형으로 파악해 이에 대응할 수 있는 방법으로 병을 완화시키는 인체파동원리의 핵심이다.

더구나 대체 예방 차원에서 일반인의 교감이 이루어질 때 자가 치유의 효과도 증명되는 과학인술이다. 결국 이 책을 통해 인체파동원리가 한의학의 오래된 미래임이 입증되었고, 앞으로도 의료 분야의 지혜콘텐츠로 확산되리라 믿는다.

추천사

남창규 박사는 인체파동의학의 대가다. 인체파동원리가 드디어 책으로 발간됨을 축하드린다. 파동원리를 잘 모르지만, 수많은 한의사가 사용하면서 효과를 보고 있다는 것은 그만한 이유가 있을 터. 이 책을 계기로 활발한 논의와 연구가 이루어져 인체파동원리가 질병에 대항하는 또 하나의 귀한 치료법이 되기를 희망한다.

전 동신대학교 순천한방병원장
현 순천 천지인한의원 한의학 박사 **홍석**

전공의 시절, 같은 과 동료이자 신앙의 동역자였던 남창규 박사가 인체파동원리와 관련한 책을 썼다는 소식에 감사의 마음이 먼저 앞선다. 이 책이 많은 사람들에게 건강을 위한 좋은 길라잡이 역할을 했으면 하는 바람이다. 친구, 애썼네!

대전대학교 천안한방병원장
대전대학교 한의과대학 교수 한의학 박사 **김윤식**

전공의 동기로 지내며 겪어 본 남 박사는 모든 일에 솔선수범하며 남다른 길을 먼저 가는 인상을 받았는데 학문에서도 예외가 아닌 듯하다. 한의학의 영역을 넓히는 새로운 길이 될 수 있기를 바라며 축하의 인사를 보낸다.

전 동신대학교 광주한방병원장
동신대학교 한의과대학 교수 한의학 박사 **최진봉**

남창규 박사는 인간적으로 참 좋은 친구이자 한의사다. 내가 군대를 제대하고 복학해서 처음 만나 지금까지 인간적인 관계를 유지해 온 형 같은 아우다. 간장 종지 만한 해맑은 큰 눈은 모든 사람을 무장해제시키는 신비로운 힘이 있다. 인체파동원리를 잘 알지 못하지만 남 박사가 문전성시를 이루는 데에는 그만한 까닭이 있을 터. 나도 이번 기회에 인체파동원리를 공부해 보고 싶다. 이 책의 출간을 통하여 임상 현장에서 연간 수만여 명의 환자를 진료해 내면서 사용한 인체파동의학이 질병에 신음(呻吟)하는 환자들에게 전해지길 바란다.

이광연한의원 대표원장
한의학 박사/의학 박사 **이광연**

이 책을 읽고 그 안에 일관되게 자리 잡고 있는 '심의(心醫)'의 모습을 보았다면, "참, 책을 잘 읽으셨네요!"라는 말을 해 드리고 싶다.

'심의'는, 질병으로 인한 걱정과 불안과 혼란과 두려움에 빠져 최대한 확장되어진 고통을 받고 있는 환자와 가장 먼저 소통하고 공감하고 배려하고 위로하여, 마음의 위안과 믿음과 안정과 평안을 얻게 해 주는 의사다. 그에 따라 치료 과정에서 두려움과 불안감이 사라져 치료 효과가 극대화되고 치료 과정도 최대한 짧아진다.

사적으론, 1987년 동국대 한의예과에서 처음 만나 친한 친구의 연을 맺었을 때부터 느꼈던 따뜻한 인정이 변함없이 책 속에서 묻어나와 더욱 좋았다.

책을 읽다 보면 마치 구도를 위해 길을 떠났다가 다시 제자리로 돌아온 도인(道人)의 모습이 드러난다.

무언가 부족함을 느낀 이 자리에서 완전함을 찾기 위해 어딘가로 떠났다가 다시 돌아오니, 이미 이 자리가 완전한 자리였음을 깨닫게 되는 모습이다. 얻은 것은 방랑의 과정에서 성숙된 시야였던 것이다.

파동이라 표현하는 이론은 이미 한의학의 내용 속에 들어 있다. 다른 용어를 이용하여 다르게 표현했을 뿐. 하지만 물결이 퍼져 가는 파동이라는 표현이 일반인들에게 더 공감이 가고, 한의학을 이해하는 데 도움을 줄 수 있을 것이다. 남 교수가 한의학의 현대적인 해석에 많은 기여를 하리라 믿는다.

생일체질한의원장 한의학 박사 **이주연**

남 박사의 문장에는 겸손함과 인간미 넘치는 다양함, 약간의 오기, 공백 기간의 아쉬움, 사람의 마음을 끌고 가는 언어 구사력 등이 어우러져서 읽기가 아주 수월했다.
남 박사는 오로지 인류의 건강을 위한 사명감 하나로 이 책을 썼다. 내가 추천의 글을 쓴 이유다.
이 책을 읽다 보면 합곡과 태충에 대한 설명이 나온다. 사관혈에 대한 통찰력은 지구상의 어느 누구도 감히 생각할 수 없는 탁월한 논문이라고 생각한다. 노벨의학상감이다. 판단은 독자님들의 몫이다.
인간이 태어나면 숙명적으로 생로병사의 과정을 겪어야 한다. 생노사는 어쩔 수 없다 하더라도, 있는 병은 고치자는 게 내 생각이다. 약간의 해부학 지식만 있으면 누구라도 본인이 가지고 있는 여러 가지 병들을, 심지어 암까지도 치료할 수 있는 훌륭한 치료사가 될 수 있을 것이라고 장담한다.
독자님들의 무병장수와 소원 성취를 빕니다.

전 대구 진명한의원 원장 **김재영**

후한서(後漢書)에 '의자(醫者)는 의(意)'라고 했다. '의(意)'란
원리를 체득한 후에 자유자재로 임의용지(任意用地)함을 일
컫는다. 진료하면서 가장 난감한 일은, 동일한 증상(질병)인
데 어떤 경우는 치료가 되고 어떤 경우는 치료되지 않는 게
다반사라는 것이다. 도대체 원인은 무엇일까? 그 의문에 대
한 목마름으로 박종부 선생님을 만나 지금도 가르침을 받고
있다.
인체는 소우주이다. 우주와 같은 에너지 체계 안에서 인간
은 우주와 공명(共鳴) 관계에 있기 때문이다.
인체 안에서도 반복적으로 에너지 장이 확장과 압축으로 표
현되고 있다. 인체는 머리부터 발끝까지 통합체로서 긴장과
이완으로 균형을 잡고 있다.
인체의 대사는 결국 오작동의 범위를 극복하지 못하기 때문
에 병들고 죽는다. 원리를 이해하고 질병의 인과(因果) 관계

를 파악해야 진정한 의사가 될 수 있다.

나의 수련 과정은 지난(至難)했다. 박종부 선생님 제자 중 가장 많은 환자를 진료하는 남창규 원장을 만나고 싶었다. 지난 겨울 한의원을 휴진하고 남창규한의원에 가서 진료를 참관했다. 가벼운 증상의 환자부터 양방병원에서 손을 놓은 중환자들까지 다양하고 남녀노소 수많은 환자들로 붐볐다. 하나같이 환자분들은 남 박사를 신뢰하고 의지하고 있었다. 환자 본인도 자신이 왜 병이 들었는지 대략적으로 이해하고 있었다. 내게는 참된 의사의 표상이란 느낌이 강하게 각인되었다.

하나의 원리에서 수만 가지 경우의 수가 파생되고 사람 또한 형상이 천차만별이므로 정형화된 책자로 인체파동원리를 완벽하게 표현하기에는 한계가 있다.

그래서 인체파동원리를 공부한 어느 누구도 서적 발간에 엄두도 내지 못하고 있었지만, 남 박사에 의해 입문 15년 만에 임상과 공부의 결과물이 인체파동원리 책으로 드디어 출간되었다.

남 박사의 저서는 어떤 이유로 발병하고 치병을 위해 어떻게 해야 하는지, 의사와 환자 모두에게 지침서가 되리라 확신한다.

그리고 집필 과정을 통해 남 박사는 '의자(醫者)는 의(意)'라는 경지에 더욱 근접해 있으리라 믿어 의심치 않는다. 그동안의 노고에 갈채를 보낸다.

전 소람한방병원 소화기암 센터장
목포 하당우리한의원장 한의학 박사 **신재성**

인체파동원리를 접한 지 12년이 지난 지금도 충분히 알지 못하지만, 그럼에도 불구하고 이를 가지고 환자를 치료할 때, 그 효과가 다른 치료법보다 월등했다.
15년간 치열한 임상 현장에서 갈고 닦으며 깨우쳐 온 한의학 박사 남창규 원장님의 인체파동원리 책이 발간된다는 사실은 그 점에서 참 반갑다.
그동안 관심이 있으나, 여러 사정으로 접하지 못한 임상가들에게도 큰 단비가 된 것으로 여겨진다.
일반인들도 이 책을 가까이 하여 자신과 가족들의 건강을 손쉽게 도울 수 있는 훌륭한 기회가 되길 바란다.

뉴질랜드 오클랜드 선금수한의원 원장 **선금수**

남창규 박사가 쓴

인체파동원리

치 료 편

ⓒ 남창규, 2019

초판 1쇄 발행 2018년 11월 24일
　　 5쇄 발행 2023년 10월 5일

지은이	남창규
그림	김하림
펴낸이	이기봉
편집	좋은땅 편집팀
펴낸곳	도서출판 좋은땅
주소	서울특별시 마포구 양화로12길 26 지월드빌딩 (서교동 395-7)
전화	02)374-8616~7
팩스	02)374-8614
이메일	gworldbook@naver.com
홈페이지	www.g-world.co.kr

ISBN　979-11-6222-853-1 (04510)
ISBN　979-11-6222-833-3 (세트)